Todo O Zelo De Uma Flor

Editora Appris Ltda.
1.ª Edição - Copyright© 2024 dos autores
Direitos de Edição Reservados à Editora Appris Ltda.

Nenhuma parte desta obra poderá ser utilizada indevidamente, sem estar de acordo com a Lei nº 9.610/98. Se incorreções forem encontradas, serão de exclusiva responsabilidade de seus organizadores. Foi realizado o Depósito Legal na Fundação Biblioteca Nacional, de acordo com as Leis nºs 10.994, de 14/12/2004, e 12.192, de 14/01/2010.

Catalogação na Fonte
Elaborado por: Josefina A. S. Guedes
Bibliotecária CRB 9/870

F491t 2024	Finamore, Letícia 　Todo o zelo de uma flor / Letícia Finamore. – 1. ed. – Curitiba: Appris, 2024. 　107 p. ; 23 cm. 　Inclui referências. 　ISBN 978-65-250-5558-9 　1. Memória autobiográfica. 2. Família. 3. Jornalismo. I. Título. 　　　　　　　　　　　　　　　　　　CDD – B869.3

Livro de acordo com a normalização técnica da ABNT

Appris
editora

Editora e Livraria Appris Ltda.
Av. Manoel Ribas, 2265 – Mercês
Curitiba/PR – CEP: 80810-002
Tel. (41) 3156 - 4731
www.editoraappris.com.br

Printed in Brazil
Impresso no Brasil

Letícia Finamore

Todo O Zelo De Uma Flor

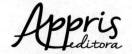

FICHA TÉCNICA

EDITORIAL	Augusto V. de A. Coelho
	Sara C. de Andrade Coelho
COMITÊ EDITORIAL	Marli Caetano
	Andréa Barbosa Gouveia - UFPR
	Edmeire C. Pereira - UFPR
	Iraneide da Silva - UFC
	Jacques de Lima Ferreira - UP
SUPERVISOR DA PRODUÇÃO	Renata Cristina Lopes Miccelli
REVISÃO	Katine Walmrath
PRODUÇÃO EDITORIAL	Bruna Holmen
DIAGRAMAÇÃO	Lucielli Trevizan
CAPA	Eneo Lage

À Vovó Rosa, que inspira não apenas este trabalho,
mas também a mim.

AGRADECIMENTOS

Agradeço à minha família, que compreende que às vezes é preciso que eu me feche em meu quarto para que eu me abra ao mundo da escrita. Agradeço também, é claro, aos meus avós, que me inspiram com seus casos e causos. Obrigada aos meus amigos da Faculdade de Comunicação Social da UFMG, em especial aos professores Bruno Leal e Nísio Teixeira, companheiros de sala de aula do processo de escrita desta obra.

Verba Volant, Scripta Manent

(As palavras voam, os escritos ficam)

PREFÁCIO

Quem cuida de quem cuida?

Quando, muito gentilmente, fui convidado pela autora deste livro a escrever o prefácio, tive o cuidado de aceitá-lo de pronto. Primeiro, porque, como professor, acompanhei o amor da Letícia pela escrita em variadas formas, dentre as quais, a da crítica da música e do cinema — duas paixões da autora. E assim, em meio a textos sobre o compositor argentino Astor Piazzolla e o filme *Reflexões de um liquidificador*, ou apontamentos acerca da beethoviana *Ode to Joy*, ao bong-joon-hoano *Parasita*, ou indo das programações radiofônicas de samba a um microprograma sobre a banda italiana Måneskin, a evidente versatilidade e apreço da Letícia pelos produtos culturais e, a partir destes, pelo texto crítico, explicitava o gesto afetuoso de combinar, a um só tempo — e espaço — no texto, as informações e as percepções, costurados na palavra por um estilo sensível e direto para falar daquilo que se gosta. E agora, aqui, no caso, de quem se gosta.

Destarte, não foi surpresa reencontrar este estilo de Letícia na leitura do então trabalho de conclusão de curso (TCC), "Rosa Maria, todo o zelo de uma flor", orientado pelo professor Bruno Leal. Numa frase chavão que uso para vários trabalhos discentes nessa situação (retirada de um depoimento obtido do poeta Ricardo Aleixo sobre um show de Chico Buarque), o trabalho de Leticia estava "previsível, porque excelente".

A diferença para com os demais textos anteriores, claro, está no mergulho profundo que ela faz em torno das relações e sobretudo dos perfis de seus familiares. Esse é um ponto interessante, pois, muitas vezes, quando discentes chegam ao final do curso do Jornalismo, a escolha temática quase nunca recai naquilo que lhe é próximo, mas no que é distante. Tal paradigma até vem sendo sensivelmente modificado ao longo das últimas duas décadas, é verdade, mas, ainda assim, cabe o destaque aqui, porque historicamente o jornalismo moderno muitas vezes é apresentado como um filho de uma ciência neutra, objetiva e direta, como se renegasse o seu passado mais "literário", em que as páginas de jornal traziam um misto, inclusive gráfico, de assuntos comerciais, noticiosos, opinativos, informativos. Sim, era tudo junto e misturado e talvez, em alguns casos, ainda o seja. Por isso que o apreço de Letícia pelo texto da crítica e da crônica não é gratuito, pois ainda são oásis desse tipo de desafio em muitos espaços do jornalismo "moderno". Há ainda que se incluir aí, claro, as grandes reportagens que se destoam do tempo corrido e do espaço limitado e, desdobramento óbvio desta, os livros-reportagens como o que aqui se apresenta.

E aí voltamos ao ponto: a escolha de Letícia recaiu sobre algo que lhe é mais caro na proximidade e na subjetividade: a relação familiar. Não foi escolhida uma pauta distante, um assunto externo, um fato extemporâneo para uma cobertura imersiva. Não. O tema escolhido foi a própria família. Tal escolha pode até soar mais fácil em um primeiro momento, mas sabemos que não é — e como sabemos! — contar publicamente uma história de família. E, mais que isso, uma história contada a partir de uma relação afetuosa da autora com vó Rosa, personagem central da obra.

O perfil de Rosa vai sendo tecido entremeado com outros perfis e relatos de família, sobretudo daqueles e daquelas que Rosa — impedida de seguir o sonho profissional de enfermeira na tenra idade — tratou de cuidar. E aí peço perdão pela metáfora fácil e inevitável, mas a trajetória de Rosa se depreende, então, em meio a este afetuoso buquê narrativo familiar oferecido pela autora que ainda inclui fotos, breves escritos, documentos... que vão se integrando ao texto de forma natural. Na obra, não só a generosa trajetória de vó Rosa se destaca, mas, a partir dela, vamos percebendo o livro também como um documento do tempo, do mundo do trabalho e do mundo urbano no qual Rosa, Letícia e toda sua família se inseriram e se inserem — no caso e, sobretudo, a cidade de Juiz de Fora, no século 20.

Assim, não é só um belo retrato de Rosa e parentes, mas também um jornalístico retrato-relato social de uma trajetória familiar, felizmente agora disponibilizada para o público. Gradativamente com a leitura, vamos nos aproximando dessa família na mesma proporção em que talvez, pelos mágicos caminhos especulares da literatura, vamos também enxergando comparações com a nossa própria a partir dos personagens e situações narradas.

Então, quem cuida de quem cuida? Para mim, é a própria Letícia, que, consolidando um passo importante em seu amor pela escrita, faz do cuidado zeloso e afetuoso do texto aqui apresentado, a sua forma generosa de expressar o amor e a gratidão pelo cuidado de Vó Rosa. De forma mais ampla, é também o cuidado com o tempo e com o espaço de uma jovem autora que, a meu ver, com este livro, também convida as pessoas, sobretudo as da sua própria geração, a se inspirar e lembrar que o tempo da juventude não é só o de correr, produzir e mirar apenas o futuro, mas pausar, refletir e olhar também o passado. Boa leitura!

Nísio Teixeira, primavera de 2023.

APRESENTAÇÃO

Sempre fui muito próxima de meus avós, e os laços que temos entre nós são de grande importância para minha vida. Meu avô materno, por exemplo, foi uma das minhas maiores inspirações para que eu cursasse Jornalismo. Tamanha proximidade com os pais de meus pais permitiu que eu ouvisse causos de todos os tipos. A história de minha avó paterna merece um relato especial — e é sobre sua história de vida que desenvolvo este trabalho.

Rosa Maria da Silva Souza, mãe de meu pai, tinha o sonho de ser enfermeira. Por mais que seu anseio viesse desde seus primeiros anos de juventude, seu pai (meu bisavô) a proibiu de estudar Enfermagem, com a desculpa de que, tornando-se enfermeira, minha avó se tornaria "mulher de médico", algo que não seria bem visto por sua família. Tendo sua vontade interrompida por seu pai, a escolaridade de minha avó seguiu até o ensino médio.

Apesar de não ter feito curso técnico ou superior em Enfermagem, Rosa Maria foi — e ainda é — enfermeira. Todas as vezes que algum familiar se apresentava indisposto, era minha avó que prestava os cuidados mais atenciosos, árduos e complicados. Os atendimentos não se restringiam a joelhos ralados, boladas de futebol ou dentes quebrados: Dona Rosa pegava no batente e cuidava de procedimentos pós-cirúrgicos, vítimas de AVC, dependentes químicos e o que mais fosse preciso. Seus pacientes foram meu bisavô, José, minha bisavó, Olga, meu tio-avô, José Carlos, meu avô, Antônio, e minha tia-avó, Geralda.

Em razão de minha imensa paixão por ouvir histórias, propus-me a realizar um trabalho de conclusão de curso no qual eu abraçasse a minha vez de contá-las e passá-las adiante. Esse anseio surgiu, além da vontade de compartilhar as vivências de minha avó, da admiração que tive pela disciplina de Narrativas Jornalísticas, matéria ministrada pelo professor Bruno Souza Leal na Universidade Federal de Minas Gerais. Este trabalho é, portanto, um livro de relatos a respeito das experiências de minha avó paterna sob um recorte feito sobre sua jornada enquanto "enfermeira". As vivências foram por mim coletadas em entrevistas com minha avó e alguns familiares, de modo a enriquecer os relatos que foram inseridos na obra, de acordo com o art. 9 da Resolução 002/2016, que normaliza os Projetos Experimentais do Curso de Graduação em Comunicação Social.

Os capítulos são divididos de acordo com os "pacientes" de casos mais sérios que foram assistidos por minha avó. Além disso, há um capítulo de contextualização, em um panorama geral, da vida de minha avó paterna. Apesar de se tratar de um livro de memórias de uma pessoa externa a mim, o trabalho é redigido em primeira pessoa, enquanto narradora observadora. Crê-se que tal estratégia torna possível estabelecer um certo parecer carinhoso entre o narrador e o sujeito narrado, o que pode ser convidativo para o leitor.

Além do processo de escrita, basilar para o Jornalismo, este projeto conta com o exercício de outras laborações jornalísticas, como é o caso de entrevistas, apuração dos fatos, pesquisas acerca do contexto das histórias e verificação de imagens e documentos de acervo pessoal para inserção no trabalho. Dessa forma, não se trata apenas de um livro de histórias, mas sim de um produto construído sobre os fundamentos do Jornalismo, sendo o principal deles a produção de informação, estando de acordo com o compromisso com a verdade. É válido informar que a produção desta biografia foi aprovada por minha avó paterna, a própria biografada.

Diante dos pontos levantados acerca da escrita biográfica, o livro de memórias desenvolvido busca apresentar uma faceta de minha avó paterna que nunca foi desenvolvida academicamente: a da enfermagem. No entanto, tal sonho pôde ser exercido com seus familiares mais próximos, de modo que cuidou deles em seus momentos finais. Minha avó Rosa Maria foi enfermeira mesmo sem ter estudado enfermagem ou atuado, certificadamente, como enfermeira.

SUMÁRIO

Introdução 19

Minha árvore genealógica 29

Vó rosa: parte I 31

Vô Alves 45

Vó Olga 55

Tio Zé Carlos 63

Vô Antônio 71

Tia Geralda 85

As várias facetas da força 95

Introdução

Este é um livro sobre forças e fraquezas, sonhos e desilusões, mas, acima de tudo, sobre amor. Minhas razões para escrever este trabalho partem de duas de minhas paixões: meus avós e relatos. Todo o carinho que tenho pelos pais dos meus pais não consegue superar a afinidade que eu e minha avó paterna nutrimos. Temos muitos interesses em comum que se encaminham para formar conversas de horas e mais horas. Amamos uma à outra a cada abraço, a cada segundo em que nossas mãos ficam juntas umas das outras, a cada noite que dormimos lado a lado, a cada fofoca noveleira que fazemos.

  Reconheço que o tempo passa e que não terei meus avós por perto por toda a minha vida — pelo menos não de acordo com o que diz a lei natural das coisas. Dessa forma, cada momento que posso desfrutar com eles é precioso, rico e indubitavelmente agradável. Por mais que eu saiba que um dia eles partirão, assim como meus pais, tios, amigos e pessoas queridas, essa ideia não me é muito satisfatória. Cada segundo, portanto, importa para mim. Estar ao lado de meus avós implica aprender a escutar, coisa que pareço saber fazer apenas quando estou junto a eles. Tenho muito a aprender com suas vivências, rir com seus causos, chorar com suas tristezas e entender como eu cheguei até aqui. Se hoje escrevo este livro e passo as memórias de Vó Rosa adiante, é porque ela trilhou um caminho junto a outras pessoas que, inevitavelmente, chegaram até mim. Sou fruto de inúmeras jornadas que se interceptam.

Creio que todos os seres humanos vieram a este mundo com uma missão de vida, e cabe a cada um de nós descobrir qual é para que assim possamos botá-las em prática. Sei que tenho diversas incumbências nesta minha passagem terrestre, muitas das quais ainda não identifiquei — contudo, reconheço que escrever é uma delas. É com as palavras que entendo o mundo e também nele me insiro. Delas sou íntima, e juntas somos uma só entidade. Meu pai adora comprovar com vídeos o fato de que eu sempre fui uma comunicadora — é verdade, sempre gostei de falar e de escrever. Talvez essa seja, inclusive, a razão por que escolhi ser jornalista. Gosto de dizer que não fui eu que escolhi o Jornalismo, e sim ele que me escolheu — o que é verdadeiro, de certa forma, já que não me lembro do momento exato em que decidi a respeito de qual curso superior eu gostaria de fazer. Tudo sempre me pareceu muito natural, de forma que não fui acometida pela imensa dúvida causada pela pergunta "já escolheu o que você quer fazer na faculdade?".

Essa pergunta é bem diferente de outra feita pelos adultos às crianças: "o que você quer ser quando crescer?". Independentemente da resposta, a pergunta feita aos pequenos sempre foi menos aterrorizante do que a feita aos vestibulandos, talvez até por uma questão de idade. Na infância somos muito mais imaginativos, curiosos, criativos e honestos. Tudo sempre é uma brincadeira conduzida com alegria e sem preocupações. Minha relação com o Jornalismo é mais ou menos assim, tirando a parte das preocupações: estas perseguem todos os jornalistas, imagino eu. Dessa forma, para onde canalizar minhas ideias e curiosidades? Para a escrita, ora! Ela sempre foi minha companheira, então por que não convidá-la para continuar ao meu lado?

Ao longo do período de reclusão social imposto pela pandemia do coronavírus, tornei-me leitora voraz de biografias: Anthony Kiedis, Patti Smith, BB King, Michael "Flea" Balzary, Stephen King, Kurt Cobain e por aí vai. Esses anos fizeram com que meu comportamento mudasse, assim como o de inúmeras pessoas em todo o planeta. Eu estava fascinada por biografias. Depois delas vieram os livros-reportagem e os relatos documentais. Gostei da proximidade que o(a) escritor(a) queria estabelecer comigo, a leitora. Senti-me sua amiga e quis que ele(a) desejasse minha amizade também. Percebi que pessoas se conectam com pessoas, com as histórias de outros sujeitos e que, assim como me conectei com aqueles cujas biografias li, gostaria de me conectar com outros indivíduos.

Além de escrever, sempre gostei de ouvir histórias; em um dado momento de minha adolescência, descobri em um instante de tranquilidade com minha avó Rosa que seu sonho era ser enfermeira. Tal ofício não era sua profissão dos sonhos, mas sim o sonho de sua vida. Por que não promover minha conexão com leitores estando do lado de cá, de escritora, com a história de minha avó Rosa Maria, cujos causos de vida envolvem grande parte de nosso tempo juntas, seja vivendo ou relembrando momentos? Sua trajetória é muito linda e envolve sonhos, vitórias, medos e reviravoltas. Creio que todas as vidas carregam um pouco desses elementos consigo, não é mesmo? Penso que Vó Rosa tem muito a dizer e ofereço-me como canal para colocar em palavras um enquadramento de sua vida. Por meio das palavras busco eternizar partes da jornada de uma mulher que significa o mundo para mim e que me faz amá-la mais a cada dia em razão de sua doçura, calma e paciência.

Diante da minha ilusão propulsora de que é possível ser tudo aquilo que almejamos, perguntei à minha avó por que ela não havia investido em seus estudos de enfermagem. Seu empecilho foi um problema que ainda persiste atualmente: o patriarcalismo. Seu pai — meu bisavô — disse que não era adequado para uma moça como minha avó se tornar enfermeira. Primo Marcos, sobrinho de meu bisavô, era ascensorista em um hospital e dizia que os médicos "dormiam" com as enfermeiras depois da meia-noite. Por vezes um "não" pode atuar como combustível para alcançar o que queremos, porém alguns "nãos" merecem ser respeitados. No caso do "não" dado a Dona Rosa, ele deveria ser respeitado pela superioridade simbólica de seu pai, a figura patriarcal ideal.

Vovó abriu mão de sua vocação que a chamou aos 14 anos de idade e das roupinhas bonitinhas das enfermeiras — incluindo os chapéus em triângulo que tanto a encantavam. Investiu na costura; a princípio como um passatempo bobo, mas depois como laboração e afazer. Mesmo assim, sem diploma, experiência em hospitais ou jaleco, Dona Rosa foi a enfermeira de toda a sua família, a começar por seu pai. Em seguida vieram sua mãe, seu irmão, seu marido e sua cunhada, que eventual e tristemente faleceram. Os cuidados de minha avó não foram poucos a ponto de ocasionarem tais fins, mas foram eles que permitiram que meus antepassados tivessem dignidade e amor em suas horas finais. Afeto não faltou em momento algum, incluindo nos momentos em que quem mais precisava de cuidado era Vovó.

Minha avó não conseguiu se esquivar de seus sonhos, mesmo que em algum ponto de sua jornada precisasse abdicar deles. Não se formou enfermeira, mas se tornou uma. Sua vocação a encontrou mesmo quando decidiu obedecer a seu pai, o que era o certo a se fazer. Rosa Maria viveu seu sonho de ser enfermeira sem contudo realizá-lo. Nesta singela biografia, além de sua jornada, também procuro celebrar sua carreira na enfermagem. Este trabalho não é um diploma, porém penso que é um certificado que entrego a Vovó. Este livro de memórias, além de uma forma de contar um enquadramento da história de Rosa Maria da Silva Souza, também tem a finalidade de reconhecer todo o esforço que minha avó fez — e faz — por nossa família. É um meio de agradecer a ela por todo o seu empenho perante a saúde de sua — de nossa — família.

Todo o processo de pesquisa envolveu muita emotividade. Apesar de já ter ouvido as histórias de minha avó várias e várias vezes, nós duas nos aproximamos ainda mais para que eu pudesse anotar tudo o que eu escutava. Datas, locais exatos, descrições mais precisas... Vovó exercitava a memória enquanto eu analisava documentos e fotos e anotava minhas descobertas. Nossas ligações à tarde duraram longos minutos, e eu adorava ouvir sua voz. Assim como o que já passou, também perguntava o que estava se passando, e assim as centenas de quilômetros que nos separam se tornaram poucos quarteirões. Descobri mais a fundo a história de meus familiares que não conheci — minha bisavó Olga, meu bisavô Alves e meu tio-avô José Carlos. Por desconhecê-los, com os anos construí mentalmente ideias de como seriam suas personalidades e seus costumes. Aprendi muito com o que me foi contado por minha avó e me deparei com cenários nunca imaginados. Muitas surpresas marcaram este trabalho de pesquisa. Além do processo de escrita, vi-me profundamente inserida em um mar de amor, de abraços telepáticos. Enquanto eu escrevia as memórias de Vovó, meu coração era envolvido pelo zelo de uma das minhas pessoas prediletas deste mundo.

O passar dos anos me garantiu perpetuar a contação de histórias, mas meu silêncio me permitiu aprimorar minhas capacidades de escuta. Elas sempre foram necessárias para meu ofício, mas o requinte de meu exercício pandêmico me tornou atenta a possíveis gatilhos que me levassem a meu caderno ou ao teclado do computador. Quis contar as histórias que eu ouvia, como em um ritual de passagem de tradições históricas. Quis manter relatos vivos, pulsantes e que assim outras pessoas pudessem inteirar meu novo mundo.

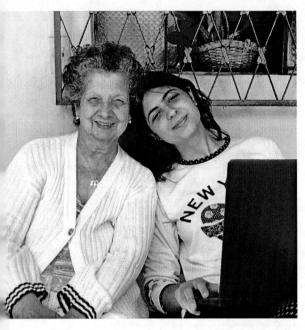

Eu e Vovó trabalhando neste projeto. Foto tirada por meu irmão, Pedro Finamore (portanto, acervo pessoal).

  Assim como ouvir os causos de Vovó, uma delícia do processo de composição deste livro foi ver — e tocar — fotografias de minha família. Uma foto me chamou a atenção em particular: Tio Geraldinho, Prima Lílian e Vó Rosa juntos, brincando no quintal. Meu tio e minha avó usam roupas mais simples, enquanto a prima dispõe de vestes mais requintadas e um laço na cabeça. Não supero o fato de que minha avó, além da chupeta, usava uma bolsa a tiracolo. A descoberta dessa foto me arrancou um sorriso tão grande que quando a vejo não consigo tirar meus olhos dela.

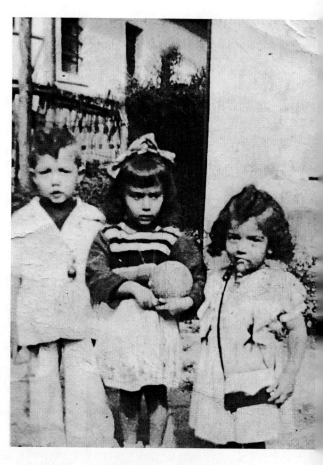

O registro fotográfico mais fofo de Rosa Maria da Silva Souza, feito em 1950. Acervo do "museu" de Vó Rosa.

Escrever este trabalho me aproximou ainda mais de Vovó: cada conversa aprofundou a admiração que tenho por ela e por toda a sua força e resiliência. Permitiu-me também conhecer um pouco mais da Rosa Maria que eu ainda não conhecia, assim como de meus familiares com quem não convivi. Vasculhar os "museus" de minha avó — como ela chama carinhosamente seus álbuns de fotografia — foi um deleite imenso.

Acho válido informar que um dos álbuns fotográficos que mais me foi útil durante meu processo de pesquisa foi um dado de presente à minha avó e seus irmãos pelo Tio Giovanni Lourensato, irmão de Vó Olga ("rebatizado" no Brasil como Tio João, de modo a deixar o homenzarrão italiano um pouco brasileiro). O álbum ficou com minha avó por algum motivo e ela o guarda com muito carinho. Trata-se de um dos acervos de seu museu, ela ri. É devido a Tio João que meu pai se chama Giovanni, com a mesma grafia. A segunda parte do nome de meu pai é Antônio, mas isso já é herança de meu avô.

```
Aos meus queridos sobrinhos.
Geraldinho, Rosinha, Heleninha,
Neuzinha, e José Carlos,
Ofereço este modesto album, como
lembrança do seu Tio.
Rio de Janeiro 2 de Novembro de 1955.
        Seu Tio.
```
Giovanni Lourensato
(João)

Dedicatória de Tio Giovanni (João) a seus sobrinhos. Acervo de Rosa Maria.

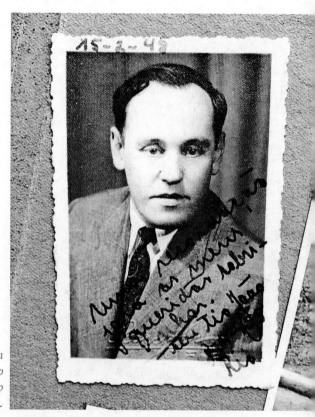

Foto de Tio João que consta na primeira página do álbum de fotografias. Acervo de Rosa Maria.

    Vovó, espero que a senhora goste de ler parte de sua vida colocada em palavras. Também espero que essas mesmas palavras ressoem em sua alma, mostrando o quão forte e doce a senhora é. Eu te amo e te agradeço por me deixar contar um pouco de sua história. Acima de qualquer coisa que tomei emprestada de sua história para colocar em palavras, quem me deu o maior dos presentes em nossa relação foi a senhora: seu amor costumeiro, que sempre cresce e nunca falta. Amo-te.

Minha árvore genealógica

    Para contextualizar este trabalho, penso que minha linhagem familiar fica mais compreensível em uma representação visual. Nomes aparecerão ao longo do livro, por isso a consulta desta árvore genealógica pode ser útil caso você se perca entre meus familiares. O foco de minha pesquisa é contar as histórias dos "pacientes" de minha avó, e eles não se enquadram apenas em sua família consanguínea. Dessa forma, inseri o nome de Tia Geralda, irmã de meu avô Antônio, ao diagrama. Ela morou na casa de meus avós por mais de trinta anos, e de lá só saiu no dia de sua morte. Demais personagens que eventualmente apareçam foram poupados da árvore genealógica, pois quis que ela ficasse o mais simples possível.

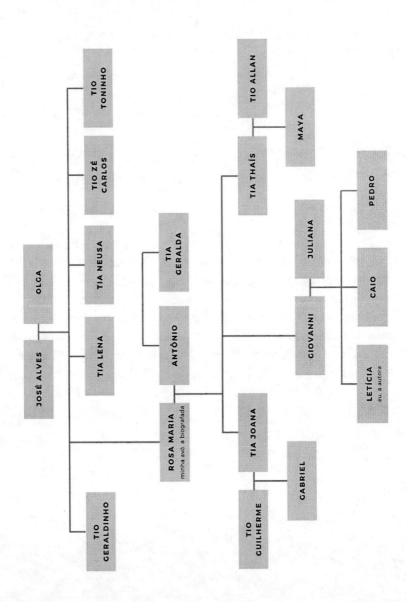

Aqui está, portanto, parte de minha família, representada em linhas e blocos.

Vó rosa:
parte I

É muito clichê começar qualquer causo com "tudo começou no dia em que...". Essa forma de iniciar narrativas é o "era uma vez" das histórias que não contam causos de princesas, castelos e dragões. No entanto, clichês são clichês porque são reais, então é dessa forma que começo esta história — até porque foi realmente assim que tudo começou. Embora minha avó seja graciosa como uma princesa, sua história não é bem assim...

Minha avó, uma mulher baixinha de cabelos grisalhos, ondulados e bem curtinhos, nasceu no quarto dia do ano de 1947. Se aquele ano fosse o mundo, minha avó teria nascido no dia da criação do Sol, da Lua e das estrelas, como diz o livro de Gênesis. Fez-se portanto a diferenciação entre o dia e a noite — o que muito me intriga, pois adoraria descobrir em qual turno minha avó nasceu. Isso facilitaria muito o estudo do mapa astral de Rosa Maria da Silva, que ainda tento descobrir qual é.

A única certeza que temos é a de que minha avó tem Sol em Capricórnio, já que é nesse signo que o maior astro se encontra em todo dia quatro de janeiro. A Lua transitou entre um signo e outro no mesmo dia, então as horas fazem a diferença para saber ao certo qual é o signo lunar de minha avó — porém não são tão cruciais quanto para determinar seu ascendente e consequentemente suas casas astrológicas. Para uma pessoa leiga, esse papo de astrologia pode parecer um tanto confuso, mas em resumo lhe digo que minha avó é uma pessoa rígida, porém com um coração suave e uma companhia agradável. Caso você se situe melhor no zodíaco chinês, trago a informação de que Vovó nasceu no ano do cão — talvez seja por isso que ela é tão leal, ética e protetora. Este é só o início da história que vou lhe contar, e eu espero que você se encante com a simpatia que é Dona Rosa.

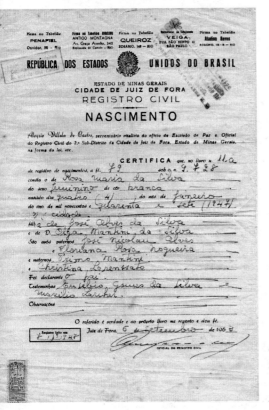

Certidão de Nascimento de minha avó. Perceba que não há a inscrição do horário em que nasceu.
Acervo de Rosa Maria.

Minha avó é a segunda filha do casamento entre José Alves da Silva e Olga Mantini. Antes dela nasceu meu Tio Geraldinho, e depois vieram Tia Lena, Tia Neusa, Tio Zé Carlos e Tio Toninho. De todos esses familiares, não cheguei a conhecer meus bisavós nem Tio Zé Carlos; mesmo assim tenho carinho por todos eles. No momento em que escrevo este livro, não temos mais a presença de Tio Geraldinho e Tia Neusa nesta terra. Suas perdas foram recentes e com poucos meses entre as duas, e desejo que estejam em um lugar gostoso de se estar. Desejo-lhes um beijo.

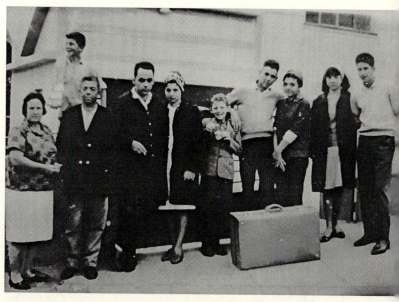

Esta foto mostra um pouco de minha árvore genealógica. Estão posicionados da esquerda para a direita bisavó Olga, Tio Zé Carlos (em cima da mureta), bisavô José Alves, vô Antônio, Vó Rosa, Tio Toninho, Tio Celso (ex-marido de Tia Neuza), Tia Neuza, Tia Lena e Tio Adilson (ex-marido de Tia Lena). Quem registrou o momento foi Tio Geraldinho, após comprar sua primeira câmera fotográfica antes de partir para Belo Horizonte no período em que cursou a Academia Militar de Oficiais da Polícia de Minas Gerais. Tio Geraldinho não está na foto, mas sua presença em um momento de despedidas pode ser aferida pela colocação de sua mala de papelão na frente de todos. Acervo familiar, cortesia de Vanderson Chaves (querido Tio Vandinho). Foto tirada no ano de 1963. Acervo de Rosa Maria.

Rosa Maria nasceu em uma rua pela qual passei tantas vezes sem que eu soubesse que ali era o berço de minha avó. Localizada no bairro Santa Terezinha, na cidade de Juiz de Fora, em Minas Gerais, a rua de mesmo nome guarda um pouco da história da Vovó. "A casa velha e feia está lá até hoje", como ela me diz em uma de nossas conversas. Ali passou grande parte de seus dias, já que seu pai não gostava que os filhos saíssem para brincar. Amigos não eram muito bem-vindos em casa, por isso o contato com os colegas e vizinhos era feito pela varanda, quando toda a família se reunia ao fim do dia para conversar e brincar ou então em razão das vendas que Vovó e Tio Geraldinho faziam. Os dois vendiam bananas e verduras para os vizinhos que lhes eram dadas por seu tio Augusto. Os irmãos ganhavam um "tostão" por venda, que tinham de dividir entre si. Apesar de Vó Rosa se referir com esse termo à pratinha singela que ela e Tio Geraldinho ganhavam, não era essa a moeda vigente. Enquanto o tostão valia mil e duzentos réis nas épocas do Brasil Colonial e Imperial, o Cruzeiro veio muito depois, apenas no ano de 1942, e não chegaria a equivaler a um real presentemente.

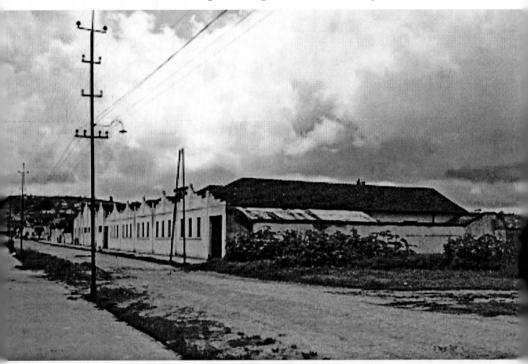

Rua Santa Terezinha, bairro Santa Terezinha, em janeiro de 1955 (foto de autoria provável de Roberto Dornellas ou Jorge Couri). Nesta foto pode-se ver a rua Santana e trecho da avenida Rui Barbosa.

Os seis filhos de José e Olga sempre foram unidos durante a infância, como conta minha avó. A diversão da família era se unir para pular corda na varanda da casa ao fim do dia. As tarefas domésticas eram bem distribuídas entre as "meninas da casa": aos fins de semana, Vovó ficava no fogão enquanto Tia Lena encerava a casa com escovão e Tia Neusa lavava a roupa. Tio Geraldinho também ajudava pegando lenha no mato, já que o fogão da casa de meus bisavós sempre foi a lenha — tradição que minha avó seguiu e que muito nos satisfaz. Minha avó e seus irmãos sempre foram muito unidos porque não podiam sair de casa, e assim conviviam muito bem.

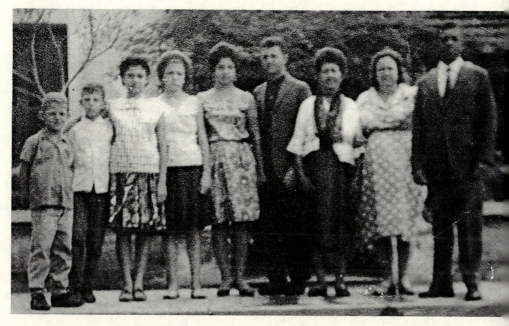

Foto da família completa. Da esquerda para a direita: Tio Toninho, Tio Zé Carlos, Tia Neusa, Tia Lena, Vovó, Tio Geraldinho, Floriana Rosa (mãe de Vô Alves), Vó Olga e Vô Alves. Os filhos foram posicionados em ordem de nascimento. Acervo do museu de Vó Rosa.

Vó Rosa estudou no Ginásio Mariano e em seguida na Escola Normal, hoje chamada Instituto Estadual de Educação de Juiz de Fora, onde ficou até a oitava série. Antes de ser transformada em escola, a antiga cadeia de Juiz de Fora ficava ali localizada. Quando se tornou uma escola normalista, apenas mulheres podiam fazer parte do corpo de alunos e era preciso realizar um exame para o processo de admissão. Minha avó foi uma das mocinhas que passou na prova e pôde se matricular na tal instituição. Foi só no ano de 1948 que homens foram permitidos de estudar na Escola Normal.

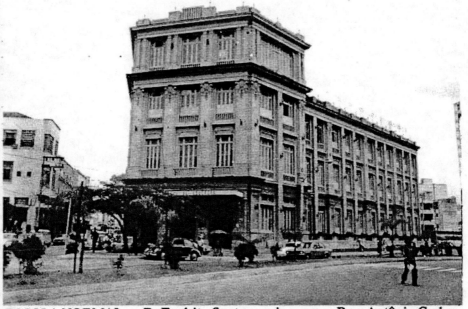

ESCOLA NORMAL — R. Espírito Santo esquina com a Pça. Antônio Carlos
Data ABRIL/81

Fotografia da Escola Normal em 1981. Acervo do Instituto Estadual de Educação.

Com seus 14 anos descobriu que gostaria de ser enfermeira. Sua vida estava pulsando diante de seus olhos além do que uma escola normalista lhe prometia, por isso quis cuidar de pessoas.

Além dos princípios e das finalidades da profissão, Vovó também adorava as roupas de enfermeira. O uniforme usado no Brasil seguia o modelo conhecido aqui como padrão Anna Nery, em homenagem à primeira enfermeira brasileira. Devido à sua profissão, pioneira em seu tempo, Nery carrega a alcunha de "mãe dos brasileiros". À época, as mulheres se vestiam com aventais, blusas três quartos, vestidos que iam até os joelhos, sapatos brancos e chapeuzinhos triangulares (chamados pelas enfermeiras de toucas, que, por questões de hierarquia, não podiam ser vestidos por auxiliares, estudantes e técnicas de enfermagem). Para os dias frios, as enfermeiras tinham um capote com um único botão. Tudo era branco para representar higiene. Não consigo imaginar a utilidade de tal adorno para a profissão; parece-me ser uma questão mais estética do que tudo. De qualquer modo, essa estética conquistou minha avó. Admito que consigo imaginar a enfermeira Rosa Maria vestida daquela forma. Muitos dizem que somos fisicamente parecidas, e embora eu não consiga me ver em tal uniforme, visualizo perfeitamente minha Vovó naquelas roupas.

Um de seus primos, Marcos era ascensorista em um hospital e logo deu palpites no sonho de minha avó. Diante do que observava no turno da noite, Marcos contava que em um certo horário os médicos iam dormir e então era um pouco difícil encontrar algum profissional de urgência disponível. Minha avó é delicada para contar histórias, então ela conta que era nesse horário que os médicos e as enfermeiras "iam deitar". O comentário de Marcos adicionou um peso a mais na resposta de Vô Alves, um grande "não". Não, porque não é profissão de mulher "direita", e agora não, porque minha avó não poderia se tornar mulher de médico. Tamanha proteção à honra de minha avó — e talvez de nossa família — a impediu de seguir seus sonhos. Vó Rosa conta que, depois dessa recusa, deixou de ter ambições. Seu pai não a deixava sair de casa, exceto se fosse para estudar ou trabalhar. Dessa forma começou a procurar passatempos para se distrair que, sem saber, a levariam para o ofício que exerceu durante a maior parte de sua vida. Sobre o fato de não ter estudado enfermagem, minha avó afirma: "é que não tinha que ser".

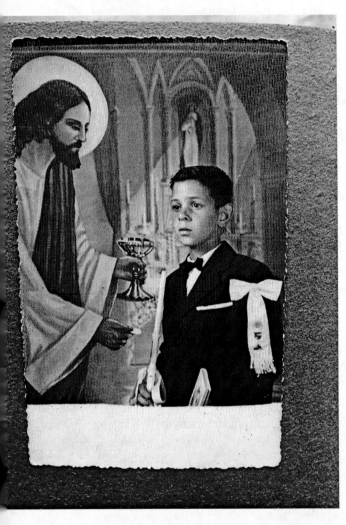

Lembrança da Primeira Comunhão do primo Marcos. Foto do museu de Vó Rosa.

Uma das diversões que minha avó era permitida de realizar fora de casa era ir ao cinema da FEEA — antiga Fábrica de Estojos e Espoletas de Artilharias, hoje Imbel (Indústria de Material Bélico do Brasil). Era onde meu bisavô trabalhava; as famílias dos funcionários da fábrica costumavam morar em uma vila de casas da própria empresa. Dessa forma, Rosa deixou de morar na rua Santa Terezinha e passou a morar no bairro Benfica, onde a FEEA, hoje Imbel, se localiza. Havia um cinema nos arredores dessa vila, e Vó Olga levava os filhos para ver filmes, dado que seu marido não permitia que eles fossem sozinhos. Como gostava muito de ler, Vô Alves ficava em casa enquanto sua família ia reunida apreciar algumas películas na tela do Auditorium FJF (Fábrica de Juiz de Fora). O cinema não existe mais, no entanto a Imbel ainda está de pé e é possível observar as casinhas todas brancas e iguais ao redor da fábrica. A programação que mais agradava minha avó e seus irmãos eram filmes de guerra ou então aqueles estrelados por Elvis Presley ou Mazzaropi. "Tudo era bom, né? Era a única distração que a gente tinha", conta Vovó. Logo ao lado do Auditorium havia uma biblioteca, onde minha avó alugava os livros com as capas mais atrativas.

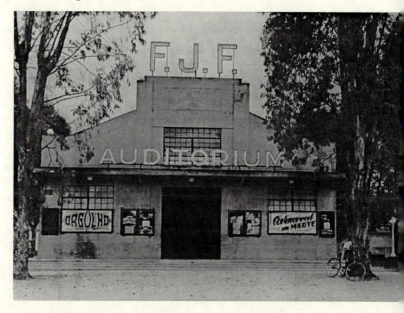

O cinema da FEEA, por Vanderlei Tomaz. Na foto, vemos uma imagem da fachada do Auditorium, o saudoso cinema da FEEA (hoje Imbel), no bairro Benfica, em Juiz de Fora. Em 1948 (um ano após o nascimento de minha avó), um antigo pavilhão de manutenção da fábrica foi adaptado para receber um possante projetor cinematográfico, adquirido pelo então diretor da empresa, Coronel José Augusto dos Santos Calheiros. Ficava na extinta praça Getúlio Vargas, próximo às casinhas da FEEA, onde minha avó morou com seus pais e irmãos. Além da projeção de filmes, ali também eram realizadas formaturas, palestras, apresentações teatrais e shows. Ficou na ativa até meados dos anos setenta. Foto cedida por Maria do Resguardo.

Minha avó não viajava e mal saía de casa, com algumas poucas exceções, como nas vezes em que ia visitar sua avó paterna, Floriana Rosa Nogueira, sempre aos domingos. Floriana também carregava o nome Rosa, mas gostava mesmo era que a chamassem "Dindinha". O neto que a chamasse de avó corria sérios riscos de levar uma bronca. Gostava de parecer jovem e usava várias saias sobrepostas, dizia serem suas "anábias". O bonde saía do Benfica às quatro horas da tarde, e Rosa Maria seguia até seu antigo bairro, Santa Terezinha, para visitar a mãe de seu pai, que morava na rua São Sebastião de Andrade, próximo à igreja do bairro. O bonde voltava para o Benfica às nove horas da noite, então era esse mesmo que ela devia tomar.

Outro meio de diversão permitido à minha avó era o bordado. Como meu bisavô era espírita, ele tinha o costume de frequentar um centro chamado "Amor ao Próximo", localizado no bairro Mariano Procópio. Nesse mesmo bairro, Dom Pedro II ficou hospedado em duas ocasiões enquanto acompanhava a construção e a inauguração da Estrada União e Indústria, que ligava Juiz de Fora a Petrópolis, cidade onde o imperador passava as férias de verão. Foi ali que a cidade de Juiz de Fora começou a surgir.

Vô Alves gostava muito de ler e tinha uma certa predileção pelos livros de Allan Kardec, estudioso fundador dessa religião. Nunca obrigou os filhos a frequentarem centros espíritas, igrejas, templos ou fazer catequese, porém minha avó desenvolveu certa afinidade com o espiritismo e passou a frequentar o Amor ao Próximo. Descobriu que por lá eram oferecidas aulas de costura e bordado, por isso decidiu aprimorar o conhecimento que já detinha desse artesanato.

Minha avó começou a costurar aos 14 anos, antes de frequentar o centro espírita. Uma conhecida da família, Dona Olívia, era casada com um alfaiate, por isso era reconhecida como uma exímia costureira. Foi com ela que minha avó teve seu primeiro contato com corte e costura. As oficinas de bordado do centro espírita ensinavam algo que minha avó ainda não havia aprendido com Dona Olívia: manejar uma máquina de costura. Nesse momento, Rosa Maria se encontrou com sua eterna companheira, amiga de noites e dias.

Vó Olga arranjou emprego para minha avó e Tia Lena em uma fábrica de sapatos chamada Fábrica Balé. Ambas eram encarregadas dos pespontos. O nicho mercadológico da empresa eram calçados femininos, que Vovó conta que eram muito bonitos. A Balé era uma firma do grupo Molinari Calçados, fornecedora da Delmonte Calçados, estabelecimento de grande nome em Juiz de Fora e que conta com diversas lojas espalhadas pela cidade. Não demorou muito para que Rosa Maria comprasse um par de sapatos diretamente da fábrica, sapatos que ela mesma havia pespontado.

Quando Vovó começou a trabalhar na Balé, a empresa ficava próxima ao 4.º Grupo de Artilharia de Campanha Leve de Montanha; depois de algum tempo, os negócios mudaram para o Espaço Mascarenhas, um prédio antigo que se localizava próximo à Escola Normal, onde Vovó estudava. O prédio, que abrigara uma antiga fábrica têxtil, agora era a sede de uma empresa de calçados. Hoje em dia, o Espaço Mascarenhas expõe diversos trabalhos do âmbito artístico — seja ele qual for.

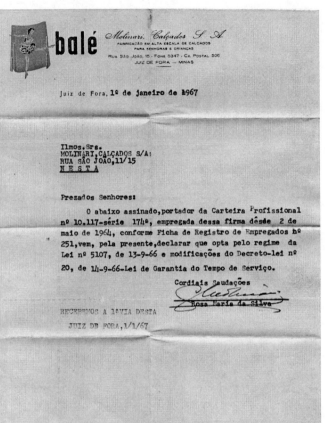

Acervo de Rosa Maria.

Ainda falando de sapatos, foi por meio de alguns pares que minha avó conheceu meu avô, o senhor Antônio de Paula. Quando minha avó estava prestes a alcançar a maioridade, seu pai se aposentou da FEEA, por isso tiveram de desocupar a casa da vilinha dos funcionários. Voltou a morar no bairro onde nasceu e onde sua avó morava, dessa vez na rua Luiz Rocha. Ali, meu Tio Zé Carlos começou a trabalhar engraxando calçados, e um de seus clientes era meu avô. Passeando pelo bairro ao voltar do trabalho, era costumeiro que Rosa avistasse um bonito e alto homem na porta de um armazém. Ele estava sempre acompanhado de uma moça com quem andava de braços dados. Um dia Antônio apareceu na porta da casa velha e feia da rua Santa Terezinha. Não era com o Tio Zé Carlos que meu avô queria falar, e sim com Rosa Maria.

— Você quer namorar comigo? — perguntou meu avô, sem sequer se apresentar propriamente.
— Não, você tem namorada — respondeu minha avó, sem pestanejar.
— Terminei com ela.
— Então eu quero.

Minha avó ainda não sabia que a "ex-namorada" de meu avô era na verdade sua ex-noiva, ou então que ele havia sido noivo sete vezes. Presumido como sempre foi, Antônio de Paula não pestanejou, e assim que terminou seu relacionamento, procurou logo minha avó. Após esse curto diálogo, era preciso que Vô Alves aceitasse o namoro. O homem, sempre atento a tudo, viu o moço do armazém conversar com sua filha e logo o chamou para sondá-lo. Como Vô Antônio era conhecido por ser funcionário do armazém e cliente de Tio Zé Carlos, meu bisavô fez gosto do namoro. Minha avó, à época Rosa Maria da Silva, tinha 19 anos quando começou a namorar meu avô, enquanto ele tinha 32. "No meu tempo, namoro não tinha isso de dar a mão. O pai não deixava", ela conta.

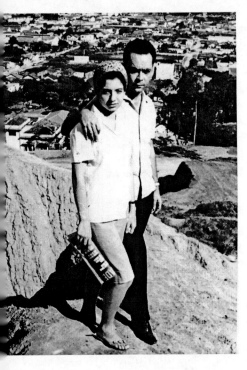

Foto tirada no dia em que meus avós ficaram noivos, em 1966. Acervo de Rosa Maria.

    Nesse momento, quando se tornou Rosa Maria da Silva Souza, parou de trabalhar na Fábrica Balé a mando de meu avô Antônio. O argumento que ele lhe apresentava era de que, como iam casar, minha avó não precisaria mais trabalhar fora de casa. Dessa forma conseguiria cuidar dos filhos que viriam. Pouco tempo após o casório, meu avô lhe deu uma máquina de costura para fazer reparos, costuras, modelagens e afins. A tal companheira de Dona Rosa, uma Singer branca, ainda funciona — com alguns piripaques, porém não deixa de realizar seu trabalho. Não há ninguém neste mundo que efetue uma bainha melhor que Rosa Maria — e isso não é mérito de sua querida Singer.

Vô Alves

Não conheci meu bisavô — para falar a verdade, nenhum deles. Minha mãe me conta diversos casos de seus avós (portanto, meus bisavós) que me fazem conhecer um pouco mais quem foram, mas meu pai não tem muitas histórias de seu avô na gaveta. Talvez seja porque José Alves da Silva era um homem sério, de poucas palavras e pouco carinho e que não precisava dizer seus desejos mais de uma vez. O "shiuuuu" no horário do Jornal Nacional era sempre respeitado, e ai de quem ousasse interromper a transmissão com algum comentário. Essa história sei porque meu pai me contou, porém não me recordo de casos que ele tenha me contado sobre seu avô antes de entrevistas para a realização deste livro. Minha avó confirma: era um homem muito sério.

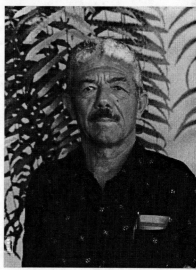

Acervo de Rosa Maria.

Nasceu há muitos anos em Piau, cidade mineira minúscula que à época contava com pouco mais de quatro mil habitantes. Iniciou sua passagem pela Terra no dia vinte e oito de julho, debaixo de uma pedreira. Leonino, portanto. Minha avó conta que ele perpetuava o estigma de homem bruto da roça, porém essa característica de seu pai nada tinha a ver com seu signo solar. Não era homem de muito agrado, não tinha costume de fazer carinho ou abraçar. Conversava o que precisava e pronto. Falava uma vez só — na segunda ele batia. "Mas foi um pai bom", completa Vovó.

Para um homem que lia muito, é curioso saber que Vô Alves aprendeu a ler aos 21 anos, mesma idade em que calçou sapatos pela primeira vez. Os primeiros cadarços que amarrou em sua vida foram de um par de coturnos, o qual era obrigado a calçar quando foi escalado para servir no Exército. Essa escalação não foi de todo ruim, pois foi no 35.º Pelotão de Polícia do Exército de Juiz de Fora (o mesmo do qual as tropas militares saíram para dar o golpe de 31 de março de 1964) que meu bisavô aprendeu a ler, escrever e assinar seu nome. Minha avó conta que seu pai tinha uma caligrafia impecável e ainda acrescenta que, para um homem que aprendeu a ler e escrever tardiamente, ainda desenvolveu um gosto ardente pela coisa, "imagina se ele tivesse estudo".

Após ficar algum tempo servindo o exército, Vô Alves prestou um exame para trabalhar na FEEA, a já mencionada Fábrica de Estojos e Espoletas de Artilharias, e sua sabedoria o levou até a aprovação. Trabalhou contente na oficina ferramental e levou sua família consigo para morar nas casinhas que a empresa oferecia para que os funcionários morassem mais próximo do trabalho. A Fábrica foi criada no ano de 1933 e um dos motivos de sua localização em Juiz de Fora era a proximidade com o Rio de Janeiro. Esse trajeto da Estrada Real tinha a mesma finalidade que tivera muitos anos atrás: escoar ouro (ou material bélico) das minas ao litoral.

O Exército Brasileiro buscava se modernizar na época da criação da FEEA. Anos depois, quando a Segunda Guerra Mundial eclodiu, em 1939, era da FEEA que saíam munições de diversos calibres para atender às demandas do Exército, que se via de certa forma em alerta diante do cenário mundial. Uma tragédia, no entanto, atingiu a fábrica. As manchetes de jornal passaram a se dividir entre as notícias da guerra e as notícias juiz-foranas. Três anos antes de minha avó nascer, em 1944, uma explosão nos paióis da FEEA matou quatorze pessoas. Vidros foram quebrados pelo deslocamento de ar em consequência do acontecimento em um raio de quinze quilômetros.

Não bastasse ser o maior acidente da história de minha cidade natal, a explosão na FEEA traz consigo um pouco de humor: como o acidente aconteceu durante a Segunda Guerra Mundial, muitos trabalhadores da empresa chegaram a falar em sabotagem ou até mesmo em espionagem. Esse fato nunca foi apurado e não ficou marcado além de um trágico acidente.

Quarenta e quatro anos depois, durante o governo Geisel, a empresa em que meu bisavô trabalhava foi absorvida pela Indústria de Material Bélico do Brasil (IMBEL). Sendo assim, a antiga FEEA se tornava, portanto, parte do parque fabril militar brasileiro. Como essa unidade se localiza em Juiz de Fora, ela recebe o nome FJF (Fábrica de Juiz de Fora, assim como diziam os inscritos em cima do cinema que minha avó costumava frequentar).

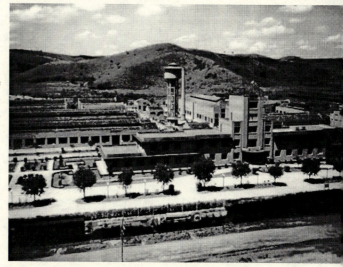

Isto é o que você veria caso fosse à FEEA na década de 1960. Fotografia pertencente ao acervo do pesquisador Expedito Carlos Stephani Bastos, responsável pelo portal UFJF/ Defesa, de onde esta imagem foi retirada.

Quando meu bisavô se aposentou na FEEA, toda a família voltou a morar no bairro Santa Terezinha, dessa vez na rua Luiz Rocha. A casa tinha um terreno grande, onde Vô Alves gostava de plantar verduras e legumes. Tinham patos e galinhas e comiam tudo o que plantavam e cuidavam — incluindo os animais e seus derivados. Vovó conta que tinha sempre ovo, já que as galinhas costumavam botar com frequência. "A gente não tinha dinheiro, mas tinha fartura. Nunca passamos dificuldade", ela diz.

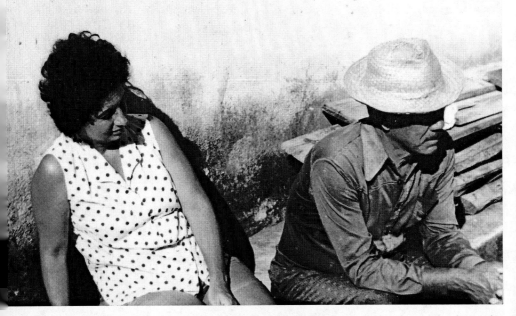

Vovó e seu pai, Vô Alves, tranquilamente sentados em um quintal, por volta do ano de 1981. Acervo do "museu" de minha avó.

Em 1977, aos 63 anos, Vô Alves teve o primeiro infarto. Estava no cemitério municipal para comparecer ao velório de um de seus vizinhos. Para chegar até as capelas é preciso vencer algumas inclinações, e nessa parte do caminho foi que Vô Alves sentiu ardência em seu peito — por causa disso não conseguiu se despedir de seu conhecido. Tio Celso, ex-marido de minha tia Neusa, ficou no carro sentado com meu bisavô enquanto o resto da família subia até a capela. Na hora de ir embora o Fordinho preto não pegou e Vô Alves se propôs a empurrar o carro até que este pegasse no tranco. Dali foram direto para o hospital: a ardência no peito do patriarca aumentara após colocar o Fordinho em movimento. A dor foi constatada como um infarto e a partir desse dia um alerta se acendeu. Não foi um caso sério, porém causou preocupação o bastante para que Vô Alves fizesse uma consulta decente com um cardiologista.

Logo após esse incidente, foi descoberto que seria preciso colocar três pontes de safena — junção da(s) veia(s) safena da perna até o músculo cardíaco para desviar sangue da aorta para as artérias coronárias. As pernas de Vô Alves foram cortadas em diversos pontos para tirar as veias. Foi necessário que meu bisavô ficasse em repouso por seis meses. Mesmo tendo consequências que precisavam ser tratadas com urgência, o pior foi o segundo infarto, em janeiro de 1987. Vô Alves começou a vomitar na parte da manhã, logo após acordar. Ao saberem que meu bisavô não estava se sentindo bem, meu pai e meu avô levaram-no rapidamente para o hospital. Vô Alves ficou lá por um tempo, mas às duas horas da tarde, quando estava tomando café, minha avó e meu pai, que o acompanhavam naquele momento, perceberam algo estranho.

Vó Rosa pediu e papai foi logo chamar um enfermeiro. Meu bisavô ficou travado, parou de falar e de se mexer. Os médicos logo suspeitaram que fosse um tumor no cérebro, então Vô Alves partiu para Belo Horizonte em uma ambulância. Não seria possível realizar os exames necessários em Juiz de Fora porque os equipamentos da Santa Casa, para onde foi levado, estavam danificados. Vó Rosa esteve ao seu lado o tempo todo atuando como uma figura de amparo e de acalanto. Por não ter mais consciência de seu corpo, Vô Alves acabou urinando em sua roupa, e em razão da rapidez necessária para conduzir os exames, não foi possível trocá-lo, o que deixou Vovó muito triste. Como todo o contexto do acidente e dos cuidados necessários era muito recente, ela não sabia como proceder e por isso nem pensou na necessidade de vestir uma fralda em seu pai. Vai para lá, corre para cá, e um acidente vascular cerebral, o tal do AVC, foi constatado. Operar não era uma opção, pois o cérebro de Vô Alves ficou "igual um queijo crivado", como conta Vó Rosa. "Ele estava indo tão bem", disse o médico para a família. Não havia mais nada a ser feito.

Já era por volta das sete horas da noite quando chegaram de volta a Juiz de Fora. O motorista da ambulância que os trouxe até Belo Horizonte queria voltar apenas no dia seguinte para que assim pudesse receber por mais uma diária de trabalho. Quando viu meus tios Geraldinho e Toninho fardados ao visitarem seu pai, o motorista entendeu na hora que precisava voltar no mesmo dia. O reconhecimento do uniforme militar de meus tios-avôs impôs ao motorista o receio de que sua burlada de regras fosse descoberta, e por isso minha avó e seu pai estavam de volta em casa no mesmo dia. Para aguentar até o dia seguinte para comprar fraldas geriátricas, Vovó enrolou seu pai num lençol para conter seus excrementos. Depois disso lhe deu banho e fez mingau.

Meu bisavô não faleceu em decorrência direta do AVC. O acidente apenas retirou de Vô Alves algumas de suas capacidades básicas: a de comer, a de falar e a de se mexer. "Do jeito que você punha, ele ficava. No início ele comia comida grossa, tipo arroz e feijão, mas tudo amassado. Depois ficou com dificuldade de engolir, e nessa altura tudo teve que ser líquido. No fim da vida ele já estava sendo alimentado via sonda nasogástrica, um tubinho colocado no nariz e que segue até o estômago, para tornar mais fácil os processos de medicação e alimentação de pacientes recém-operados ou doentes. Tinha dia que ele engolia, tinha dia que ele não comia nada porque ele travava", Vovó me conta. Nesse tempo ela morava próximo da casa de seus pais e por isso ia cuidar de meu bisavô diariamente. Era um homem muito caprichoso, como conta Vovó. Vó Olga dormia com Vô Alves e no dia seguinte, de manhã cedo, após lavar roupa e fazer comida, minha avó ia até lá fazer sua barba. Dava café da manhã, almoço e jantar. Meu bisavô só tomava banho no dia em que tinha companhia — assim uma pessoa pegava na parte de cima e outra nas pernas. Vô Alves não era gordo, mas era um homem pesado (pelo menos mais pesado do que minha avó aguentava segurar). De qualquer forma, mesmo que ele fosse leve, duas pessoas conseguem dar um banho bem mais confortável a pacientes em situações como essa do que apenas uma, uma vez que lhe era dada uma chuveirada, e não uma "língua de gato", limpeza feita com pano comumente realizada em alas hospitalares.

    Vovó ficava na casa de seus pais por todo o dia, praticamente. Quando Vô Alves dormia, ela dava um pulo em sua casa para fazer suas encomendas de costura. Assim como minha avó, Tio Zé Carlos, Tia Lena e seus pais também moravam no Vale dos Bandeirantes, bairro da região nordeste de Juiz de Fora. A proximidade entre as residências facilitava as pequenas viagens efetuadas por Vovó para cuidar de Vô Alves. Era costume que meu pai e minha Tia Joana ajudassem minha avó a cuidar de seu pai. Tia Lena o vigiava aos finais de semana. Nos dias em que ele passava mal, como nas vezes em que ficava extremamente rígido, Vó Rosa fazia esforço para pegá-lo em seus braços e colocava-o em uma cadeira de costas para o sol. O problema é que, depois de algum tempo sentado, meu bisavô tinha convulsões e se contorcia todo — o que também acontecia nos banhos. Minha avó corria para retirá-lo do sol e colocá-lo em sua cama, para em seguida esperar, com toda cautela, o episódio convulsivo cessar.

    As sequelas do AVC chegaram a um ponto em que não dava mais para tirar Vô Alves da cama. Mesmo emagrecendo com o tempo e chegando a pesar cinquenta quilos, seus joelhos e suas pernas atrofiaram, de modo que ficasse em posição fetal. Como ele ficava o tempo todo deitado, era preciso que alguém o virasse para que não surgissem escaras (lesões causadas quando uma pessoa fica na mesma posição por muito tempo; tipo de machucado muito comum em idosos, pessoas acamadas e cadeirantes). Quem era responsável por cuidar dessa tarefa era minha avó. Mesmo sendo pequenininha, a mulher sempre foi muito forte, porém um colchão d'água foi preciso para facilitar o trabalho de cuidadora que minha avó exercia, e ela fez questão de providenciar um o quanto antes. Além disso, Vovó costurou vários travesseirinhos para colocar entre as pernas e debaixo dos braços de Vô Alves. A enfermeira Rosa Maria tem orgulho em dizer que seu pai morreu sem um machucado.

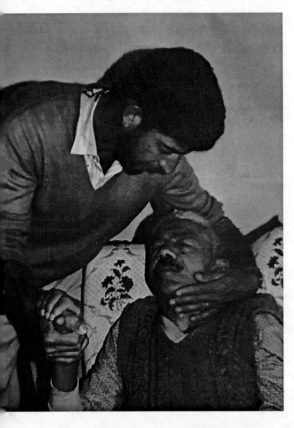

Tio Zé Carlos e Vô Alves, quando este já estava acometido pelas sequelas do AVC. Fotografia do museu da Vovó, tirada por volta de 1988.

Assim como caprichoso, José Alves era muito discreto. Nunca fora visto de cueca e nunca ficava sem camisa em casa. Mesmo que saísse de peito nu, a camisa era tirada no terreiro e vestida antes mesmo de passar pela porta ao retornar. E isso apenas nos dias de muito calor. Em seguida a seu acidente vascular cerebral, sua discrição deixou de existir: era preciso que minha avó retirasse sua roupa para lhe dar banho e deixá-lo limpo. Era nessas horas que lágrimas escorriam de seus olhos, e Vovó conta que as percebia sempre nesse momento. Vô Alves tinha consciência de tudo que acontecia a seu redor, e não conseguir fazer as coisas por si mesmo não era apenas uma ferida em suas condições físicas, mas em sua dignidade. Um homem que não era visto de cuecas agora precisava ser despido para tomar banho.

Como uma boa enfermeira, Rosa Maria não se importava com a nudez de seu paciente. Ela estava ali para cuidar dele e prover bem-estar para seu pai. Quando via que seu pai estava à beira do choro costumeiro da hora de tomar banho, Vovó lhe dizia:

— Não esquenta a cabeça não... Eu já sou casada, tenho marido, tenho filho...

Vô Alves chorava, mas não falava. Após o banho, sua filha pegava em sua mão em um gesto de carinho, e ele passava o dedão com o mínimo movimento que conseguia fazer. Vó Rosa diz que essa era sua forma de dizer que ele sabia que tinha alguém cuidando dele.

Algum tempo após ser alimentado via sonda, foi preciso que meu bisavô recebesse seus cuidados em um hospital. Era comum que o aparelho entupisse, por isso seria mais cômodo que houvesse uma equipe médica totalmente disponível para ele. Mesmo passando o bastão para os profissionais da Santa Casa de Misericórdia, Vó Rosa não deixou de cuidar de seu pai. Vô Alves ficou internado na UTI por trinta e quatro dias; quanto a isso, Vovó elabora uma observação: "de primeiro era CTI que falava, centro de tratamento intensivo. Hoje em dia virou UTI". Por se tratar de um local de agitação e correria médica, as visitas eram restritas. Um enfermeiro chamado Dirceu era quem fazia a barba de meu bisavô, e por vezes ele ligava para a casa de minha avó:

— Pode vir, Dona Rosa. Vem agora que dá para você ver seu pai.

E assim Vovó conseguia "dar uns pulinhos" na Santa Casa. Ela era a única filha que visitava Vô Alves, já que seus irmãos trabalhavam. Minha avó também trabalhava, porém como era autônoma e fazia seus artesanatos em casa, era mais fácil que fosse até o hospital. As visitas eram curtas — até porque eram clandestinas —, mas traziam conforto para os corações de Vó Rosa e de Vô Alves.

Meu bisavô morreu tranquilo na madrugada do dia 29 de novembro de 1988. Vó Rosa conta que nunca viu tanta gente em um enterro — fato comprovado por meio da leitura da lista de presença de seu velório. Segundo ela, seu pai era muito conhecido. Vô Alves "inaugurou" o jazigo da família que comprou no cemitério Parque da Saudade. Depois dele chegaram Vó Olga, Tio Zé Carlos, Vô Antônio, Tio Geraldinho e Tia Neusa. Algumas das histórias dessas pessoas serão contadas nos capítulos seguintes.

Vó Olga

Sempre gostei do nome Olga: mesmo sem saber à época o cunho político que carrega em nosso país, esse nome me foi apresentado em um filme nacional que conta a história de Olga Benário, interpretada pela atriz Camila Morgado. Minha bisavó também se chamava Olga, porém posso afirmar que só conheci sua história depois de já saber bastante sobre a militante alemã. A Olga de minha família, Mantini, nasceu nove anos depois da Benário, no dia 25 de outubro de 1917. Seus pais, Christina e Primo, vieram para o Brasil alguns anos antes, escondidos em um casco de navio para fugir da Primeira Guerra Mundial. Foram morar em Juiz de Fora, onde se instalaram até o fim da vida. Por lá, minha bisavó também concretizou sua vida ao lado de meu bisavô.

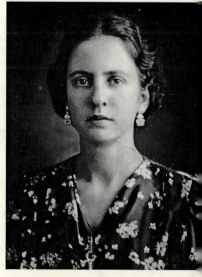

Olga Mantini aos 18 anos de idade. Acervo do museu da Vó Rosa.

Apesar de ser uma Mantini — não Mancini, nem Martini —, Olga perdeu o sobrenome de sua família quando se casou com meu bisavô, José Alves da Silva. Seus filhos também não receberam o sobrenome italiano da mãe, de modo que foram registrados apenas como "da Silva", em uma decisão patriarcal. Vó Rosa não sabe como seus pais se conheceram, entretanto acredita que foi da mesma forma que conheceu meu avô: nos caminhos percorridos pelo bairro, já que ambos moravam no bairro Santa Terezinha. Vó Olga trabalhava na Companhia de Tecidos Industrial Mineira (antiga Companhia Ferreira Guimarães), grande empresa têxtil, que funcionava perto do 35.º Pelotão de Polícia do Exército de Juiz de Fora, onde meu bisavô serviu ao Exército Brasileiro durante alguns anos. A proximidade é tanta que é possível ver o Batalhão da esquina da fábrica, cujo prédio majestoso continua no mesmo local e que hoje abriga uma empresa de refeições coletivas, a Servir.

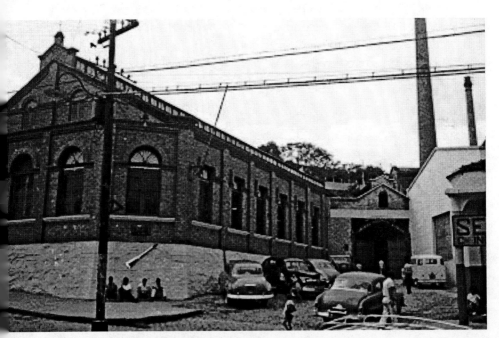

Fiação e Tecelagem Industrial Mineira, avenida dos Andradas, em janeiro de 1964. Arquivo do blog Maria do Resguardo.

Meus bisavós se casaram em 1944 e em pouco tempo tiveram o primeiro filho, meu tio Geraldinho. Os outros filhos vieram em seguida, e assim constituíram família. Não era muito de falar as coisas e era mais tranquila que seu marido. Fazia almoço, lavava roupa, cuidava da casa e descansava depois do almoço — sua sesta era quase sagrada.

Vó Rosa conta que sua mãe costumava dizer que "nada faz mal quando a gente come o que sente vontade de comer". Ela comia tudo o que via pela frente. Era comum que Vó Olga fritasse torresmo às nove horas da noite ou então que chegassem visitas em sua casa e a mulher já estivesse sentada na cadeira da cozinha. Tudo era feito na gordura de porco. Quando os netos já estavam crescidos, tirava um dinheirinho do bolso e pedia para comprar pudim. Se fosse pega no flagra dizia: "é só um pedacinho". Vó Olga solicitava a meu pai: "meu neto, vai lá pegar um pote de 'Nescão' (achocolatado Nescau) para mim". Vez ou outra chamava um de seus netos em um canto e lhe dava uma coxa de frango ou alguma gostosura antes do almoço. Eles eram aconselhados a comer ali mesmo, escondidos para que seus primos não passassem vontade e seus pais não soubessem dessa pequena travessura característica da relação de alguns avós com os filhos de seus filhos.

Diante desses relatos, não é uma grande surpresa contar que Vó Olga ficou diabética ao longo da vida. Fazia acompanhamento com um médico que lhe dizia estar "em cima do muro". Na consulta em que foi constatado que minha bisavó tinha diabetes tipo dois, ele virou e disse-lhe:

— Dona Olga, agora a senhora caiu do muro.

Com isso, Vó Olga passou a precisar de duas aplicações de insulina ao dia, uma na parte da manhã e outra no fim da tarde — essa prática se tornaria rotina quando meu avô Antônio descobrisse que também tinha a mesma condição. Aliás, todo mundo na família de minha avó é ou era diabético (com exceção de meu bisavô, que era mais regrado, e de Tio Toninho, que é atleta desde sempre). Quem realizava as aplicações em Vó Olga era a enfermeira Rosa Maria da Silva Souza.

Só a diabetes não bastava: minha família também tinha problemas de coração (veja meu bisavô, vítima de infartos e de um derrame). A situação de Vó Olga era angina, um aperto no peito sintomático de diversas condições cardíacas, como é o caso da doença arterial coronariana. Essa dor é causada por uma isquemia, quando o coração não recebe tanto sangue quanto deveria receber. Essa patologia pode ser causada em decorrência da aterosclerose, nome dado às famosas "artérias obstruídas". Com tanta comilança seria difícil que Vó Olga passasse ilesa. Mesmo assim, diante de suas condições, a mulher não deixava de comer o que gostava. Afinal, "nada faz mal quando a gente come o que sente vontade de comer".

As dores no peito começaram a apertar principalmente quando Vó Olga andava bastante, e precisou fazer cateterismo coronário partindo da perna e colocar stents: molinhas pequenas que iriam desobstruir algumas de suas artérias e ajudar na aterosclerose de minha bisavó. Vó Olga continuou morando na casa de Tia Lena, que fica no mesmo quarteirão que a casa de Vó Rosa, depois da morte de Vô Alves. Para aplicar insulina em sua mãe, minha avó tinha horário para entrar na casa de sua irmã — e deveria ser sempre pontual, já que ela controlava a entrada rigorosamente. Quando Vó Olga parou de andar, Tia Lena perguntou se sua irmã poderia cuidar de sua mãe — ela queria passar o bastão para a enfermeira Rosa Maria. Sendo assim, ela se mudou para a casa de sua filha mais velha.

Como as casas eram muito próximas (e ainda são), meu pai e meu padrinho Theo, filho de Tio Geraldinho, foram buscar Vó Olga na casa de Tia Lena; levaram uma cadeira para facilitar o transporte, já que a mulher não andava mais. Apesar de ser um caminho curto, minha bisavó pesava cento e vinte quilos, então os primos suaram a camisa para trazer a mulher até a casa de sua filha. No pequeno caminho até em casa, Vó Olga não conseguiu segurar sua vontade de ir ao banheiro e acabou defecando em suas roupas. Vendo a situação em que a mulher estava, meu pai e meu padrinho Theo tiraram sua roupa e deram banho em sua avó. "Que vergonha, meus netos me olhando assim", ela disse. Nenhum dos dois se importava com essa situação. A avó dos garotos precisava de ajuda e eles não se importavam em ajudá-la, mesmo naquele estado.

Vó Olga não chegou a ficar um mês internada na enfermaria de Dona Rosa. Passou seus dias finais por lá. Quando a família viu que a mulher estava perto de morrer, Vovó passou a lhe dar tudo o que gostava de comer (por mais que doces devessem ser evitados, Vó Olga comia de tudo). A permissão das guloseimas e gorduradas, portanto, foi um ato simbólico, já que minha bisavó não fechava a boca. No entanto, em seus dias finais, Vó Olga recusava: "não quero não, minha boca tá ruim". Percebe-se que ela realmente não estava bem. Diferentemente de seu marido, Vó Olga se mexia. Mesmo sem conseguir andar, virava-se sozinha na cama. Dormia com a mão em cruz em cima do peito, principalmente após o almoço. Sua sesta era firmemente respeitada, até quando estava prestes a morrer.

No dia 3 de dezembro de 1990, Vó Rosa se preparava para ir ao centro espírita quando sua mãe pediu que levasse uma garrafa de água em seu nome para ser fluidificada (segundo o Espiritismo, a água fluidificada é magnetizada por fluidos, acrescidos por espíritos de boas vibrações; no caso de Vó Olga, serviria como um excelente remédio, segundo suas crenças). "Corre que dá tempo", ela disse. E assim foi feito. Vovó foi ao centro espírita com sua irmã, Tia Neusa, enquanto meu pai ficou em casa fazendo um trabalho para a disciplina de Desenho Técnico, com Micheline, sua namorada à época. Assim que terminou, levou a garota para casa. Ao chegar lá, seu sogro lhe disse:

— Tem uma mulher no telefone querendo falar contigo, Giovanni.

Era minha tia Joana.

— Corre para casa que a Vó tá passando mal.

Sem pensar muito, meu pai fez o caminho de volta correndo. No trajeto encontrou Dalmo, seu amigo de infância. Os dois chegaram desesperados e foram logo colocando Vó Olga no carro. Como ela era muito pesada, precisaram de ajuda para carregá-la. Pediram ajuda, e Jane e Dona Conceição, vizinhas da rua, auxiliaram os jovens com prontidão. Colocaram Vó Olga deitada no banco de trás, onde Tia Joana foi junto para segurá-la. Tio Dalmo foi no banco do passageiro e meu pai, com 17 anos, sem carteira de motorista, foi o condutor.

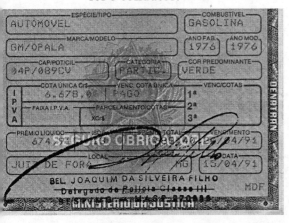

Documento do Opala.

O carro era um Opala setenta e seis verde. Banco inteiro, câmbio em cima, três marchas na coluna de direção. Não era qualquer um que conseguia dirigir um carro desses; meu pai, que aprendeu a dirigir aos 13 anos, era altamente capacitado para conduzir aquele veículo que naquele momento desempenhava o mesmo papel que o de uma ambulância. Como Vó Olga era pesada, o carro derrapou e morreu na descida da avenida Rio Branco (por anos foi a maior avenida em linha reta da América Latina), em um trecho conhecido como Garganta do Dilermando. Referindo-se ao carro, meu pai gritou:

— Morre não, sô!

Coitada: Vó Olga pensou que meu pai estivesse falando com ela e com isso deu uma resmungada. Não dava para entender o que ela queria dizer, mas meu pai se desculpou pelo mal-entendido.

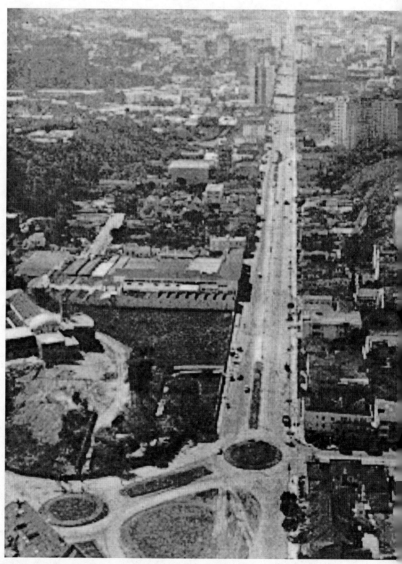

Avenida Rio Branco, em 1971. Publicação da revista O Lince, do mesmo ano. Arquivo de Carlos Andrada.

A avenida Rio Branco tem três pistas: duas destinadas a carros e demais veículos em ambos os sentidos e uma terceira central onde circulam ônibus, carros de órgãos públicos e ambulâncias. Como o Opala setenta e seis tinha pressa, papai não pensou duas vezes e pegou a pista central. Ele conta que acelerava o carro tal qual um maluco para poder chegar ao hospital a tempo.

Deslocavam-se para a Cotrel, onde hoje é o HPS (Hospital de Pronto Socorro), considerado o hospital mais completo da cidade, com diversos equipamentos para diferentes situações médicas. Naquele tempo só os casos mais graves eram levados para a Cotrel, em sua maioria acidentes. Ainda no Opalão, Vó Olga suspirou e morreu. Já estava morta quando deu entrada no hospital.

Durante todo o passar mal de minha bisavó, Vó Rosa estava no centro espírita com tia Neusa — a água de sua mãe estava com elas para ser fluidificada. Em um certo momento, Vovó conta que ouviu alguém a chamar. Chamaram pelo nome Rosa, mas não viu quem era. Tia Neusa virou-lhe e disse:

— Te chamaram, Rosa. Aconteceu algo.

As duas saíram do centro espírita e encontraram o tal Opala estacionado na porta. Meu pai estava encostado no carro e ao lado dele estava Tio Celso.

— Ih, Neusa, deu zebra — disse Vovó à sua irmã.

Aproximaram-se e meu pai lhes disse, tentando amenizar:

— A vó passou mal e tá lá na Cotrel.

— Sem rodeio, sua mãe morreu — interveio Tio Celso.

Minha avó conta que sua mãe a esperou sair de casa para morrer. Mesmo levando sua garrafinha de água para o centro, Vovó não conseguiria entregá-la, como pediu. Foram então até a casa de Tia Lena pedir algumas roupas de Vó Olga para o enterro. Foi assim que essa filha soube da morte de sua mãe. Minha bisavó morreu aos 74 anos, depois de ter comido tudo o que teve vontade ao longo de toda uma vida.

Tio Zé Carlos

Diante de toda a seriedade de Vô Alves, é difícil acreditar que um de seus filhos poderia ser tão brincalhão e festeiro. Tio Zé Carlos é descrito por todos os meus familiares como um homem alegre, piadista, inteligente e criativo — principalmente por meu Papai, que conta ter tido uma ligação muito próxima com seu tio. Apesar de não ter seguido o desejo de seu pai, que queria que todos os filhos homens seguissem a carreira militar, José Carlos da Silva trabalhou durante toda a vida na FEEA, assim como Vô Alves. O primeiro fato mencionado não o agradou, porém o segundo parece ter amenizado a frustração de meu bisavô. Enquanto José Alves trabalhava no setor ferramental, José Carlos integrava a oficina de Trotil, como é chamado o Trinitrotolueno, composto com o qual é feita a TNT.

Capricorniano nascido no dia 22 de dezembro de 1953, Tio Zé Carlos se distanciava bastante do estereótipo de pessoa viciada em trabalho e dinheiro. Vovó conta que seu irmão matava aula no colégio Tiradentes, instituição de ensino onde estudava, mantida pela Polícia Militar, para nadar no rio Paraibuna, rio que corta grande parte de Juiz de Fora. Mesmo sem saber como se virar dentro d'água, Zé Carlos aprendeu a nadar sozinho. À época, o rio não era tão poluído quanto é hoje e recebia banhistas e pescadores. Atualmente, no entanto, muitas são as verbas destinadas para seu cuidado, porém ainda há questionamentos a respeito da limpeza do rio.

A verdadeira festa acontecia no carnaval, quando José Carlos se preparava para desfilar na rua Halfeld, ponto atraente e frenético do centro juiz-forano. Todo ano confeccionava máscaras de barro que em seguida seriam cobertas com jornal e posteriormente pintadas. A cada carnaval, uma máscara diferente. Seus artesanatos eram tão bem feitos que, por mais que tivesse muitos amigos carnavalescos, Tio Zé Carlos passava irreconhecível por todos eles. Vovó conta que no carnaval de 1971, seu irmão pediu um vestido de grávida emprestado. Dona Rosa retirou do armário uma peça que havia feito em sua máquina de costura e que usou durante a gravidez de minha Tia Joana. Tio Zé Carlos pegou o vestido, comprou uma peruca loura e foi desfilar na rua Halfeld. Sem as máscaras dessa vez, o carnavalesco foi reconhecido por todos.

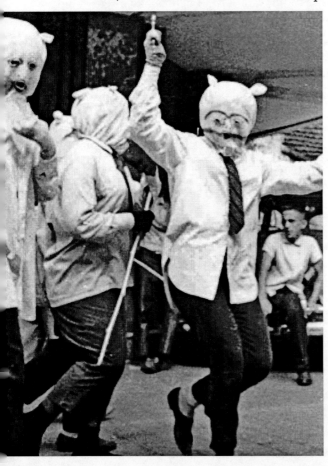

Carnaval de Juiz de Fora, sem data (arquivo doado à Maria do Resguardo).

Além de suas habilidades com as máscaras de barro, José Carlos era habilidoso com coisas simples. Meu pai conta que uma vez precisou visitar seu tio quando este estava internado em um hospital, e ele o recebeu com uma casinha feita de palitos de picolé, construída durante os dias que ficou lá. Além de pequenas construções, Tio Zé Carlos sabia fazer dobraduras de cinzeiros a partir de maços de cigarro e outros artefatos que conseguiu desenvolver enquanto trabalhador da FEEA. Aproveitando o acesso que tinha a alguns instrumentos, como tornos mecânicos, meu tio-avô construía molas comprimidas "especiais". Ele chegava com a mola dentro da mão fechada perto de alguém e, quando abria, a mola saltava e esticava como uma cobra — Papai conta que era susto na certa.

Sei muito de Tio Zé Carlos além dos relatos de Vovó porque meu pai sempre me contou casos de seu tio. A ligação entre os dois era muito forte — como José Carlos não teve filhos, ele era muito amigo de seus sobrinhos. Papai adora falar que era o mais querido por seu tio entre suas irmãs e seus primos, mesmo não existindo provas dessa teoria. Foi Tio Zé Carlos, inclusive, que começou a chamar meu pai de "Jô", apelido pelo qual seus familiares e amigos o chamam até hoje. Diante dos relatos de Papai, confirmo toda a alegria de meu tio-avô mencionada por minha avó, e ainda acrescento outros detalhes mencionados mais de uma vez: tinha olhos bonitos, sonhava em ter um Dodge Dart V8, dirigia muito mal, gostava da lua cheia e de Raul Seixas. Dentre todas as coisas que Tio Zé Carlos era, ele com certeza era reconhecido por ser festivo, gozador e divertido.

Quando tinha 27 anos de idade, casou-se com Eliane, uma mulher muito elegante e que frequenta as festas familiares de seu ex-marido mesmo após sua morte. Assim como grande parte de sua família, Tio Zé Carlos continuou morando no bairro Bandeirantes depois de casar. As residências de suas irmãs eram muito próximas da sua, e por isso se viam constantemente. Era possível, inclusive, ver a janela do apartamento de Tio Zé Carlos da laje da casa de minha avó.

Antes de se casar, meu tio-avô não tinha o hábito de beber. Costumava brindar em festas e beber em algumas datas comemorativas, mas a quantidade não chegava a ser preocupante. Após o casamento, no entanto, Zé Carlos começou a ter problemas com a bebida. Passou a ser cliente assíduo do Bar Bandeirantes, que ficava embaixo de seu apartamento, e a beber cachaça. Sua preferida era a "Chaleirinha", e bebia uma garrafa de seiscentos mililitros por dia. Papai ficava chateado quando passava em frente ao bar e via seu tio bebendo. É claro que o sobrinho preferido sempre cumprimentava seu tio preferido, mas o desencantamento de meu pai com a entrega à bebida por parte de Zé Carlos o corroía.

Pequeno testamento deixado por Vô Alves onze anos antes de sua morte referente aos bens que seriam passados a Zé Carlos; 20 de maio 1977. Acervo do museu de Dona Rosa.

A doença de Tio Zé Carlos tem relação direta com seus maus hábitos e exagero. A Chaleirinha e suas companheiras, assim como seu descontrole, deram-lhe de presente cirrose hepática, diabetes e hepatite. O diagnóstico de meu tio-avô veio ainda em vida, antes mesmo de virar paciente assíduo de hospitais como o Aragão Vilar, instituição psiquiátrica que funcionou até 2001, quando foi sancionada uma lei que torna imprópria a internação de portadores de sofrimento mental. Mesmo sabendo de sua frágil condição, Tio Zé Carlos não largava a mão da bebida.

Eliane não conseguiu lidar com a bebedeira de seu marido e decidiu se separar por um momento. Toda a família ficou preocupada com as amizades de Zé Carlos, tanto com a "marvada" quanto com seus amigos ociosos e bandoleiros. Como uma boa enfermeira, Vó Rosa fez um combinado com seu irmão:

— Escuta, Zé Carlos, todo dia de manhã você vai acordar e abrir a janela da sua casa. Quando você não abrir, eu vou saber que você não está bem.

Esse era o código dos dois. Como a janela da casa do Tio era visível da casa de Vovó, essa comunicação era a mais eficaz, até porque Zé Carlos não tinha telefone fixo. Durante algum tempo após sua separação, Eliane levava comida para seu marido todos os dias, mas o delivery cessou as entregas quando o caso de José Carlos se deteriorou. A partir desse momento, quem passou a alimentar meu tio-avô foi Vó Rosa. A marmita recheada chegava quentinha até ele. Ela era geralmente entregue por minha avó; em outros dias, quem fazia o delivery era meu pai ou minhas tias.

Vovó verificava a janela do apartamento de seu irmão à distância todas as manhãs; na maior parte das vezes ela estava aberta. Um dia, no entanto, ela estava fechada. Minha avó enviou meu pai até a casa de Tio Zé Carlos para verificar como estavam as coisas por lá. Antes de subir as escadas, Niésio, o dono do bar que José Carlos frequentava, perguntou a meu pai se ele tinha notícias de seu tio. Papai achou aquilo estranho, já que não era comum que Zé Carlos deixasse de aparecer no bar. Disse a Niésio que estava tudo bem e logo abriu o portão do prédio de seu tio com a chave que pertencia à minha avó. Papai conta que, ao adentrar o apartamento, viu seus colegas dormindo na sala. José Carlos ainda não estava de pé — a noite fora agitada.

Depois desse episódio era nítido que José Carlos precisava de ajuda. Aposentado por invalidez, ele não trabalhava mais na FEEA, o que lhe permitia mais tempo ocioso. Suas tremedeiras aumentavam, seu corpo não lhe obedecia mais, tinha dificuldade para andar. Seu estado foi decaindo com o tempo, e a ajuda não era mais unicamente médica. Vovó sabia que seu irmão morreria em breve, e por isso decidiu lhe dar um pouco mais de conforto em seus dias finais. Meu pai cedeu sua cama a seu tio e passou a dormir em um colchão colocado na sala durante o período em que José Carlos ficou internado na enfermaria de Rosa Maria. Para agradar seu tio, Papai arrumou um pôster do Raul Seixas e pregou na parede do quarto, que agora era de meu tio-avô. Raul e José Carlos eram parecidos — tanto fisicamente quanto no estilo de vida que escolheram. Meu tio-avô afirmava que, assim como o cantor, preferia ser uma "metamorfose ambulante" do que ter a mesma velha opinião formada sobre tudo.

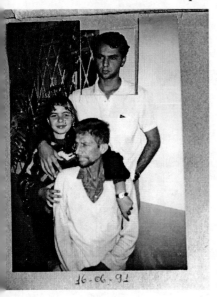

Tia Thaís, Papai e Tio Zé Carlos, um mês antes da morte deste. O rosto de meu pai foi recortado da fotografia, provavelmente para ser utilizado como modelo de foto três por quatro. Foto do acervo da Vovó.

Assim como Vó Olga, meu tio-avô não chegou a ficar internado na casa de Vovó por muito tempo. Ele implorava que não o levassem para o hospital, pois queria morrer em casa. O clima não era o melhor: o ar que pairava era de morte iminente. Todos sabiam que José Carlos estava em seus dias finais, até mesmo ele. Buscando respeitar o desejo do irmão, Rosa Maria visitou um médico para verificar se seria possível que ele morresse em casa. Ela conta que não se esquece da resposta que lhe foi dada:

— Poder pode, desde que a senhora tenha condições de cuidar dele.

As condições não eram financeiras: eram emocionais. Mesmo não quebrando diante de fortes ventos, Vovó dobrava como um bambu. Seu coração estava contraído de tristeza, como ela mesma conta, porém ela devia permanecer sobre seus dois pés. Creio que a morte de seu irmão não foi simples de lidar, e para isso posso listar motivos como a proximidade entre os dois e a relação de familiaridade consanguínea que compartilhavam, todavia percebo que a maior tristeza de Vovó decorrente da morte de Tio Zé Carlos foi em razão de seu alcoolismo. Minha avó se recusa a dizer que seu irmão era alcoólatra — ela apenas diz que Zé Carlos "tinha as doenças dele". Ela conta que às vezes ficava nervosa por causa de toda a bebedeira, mas que nunca guardou raiva dele. Assim como a maior parte da família, um grande desejo de Rosa Maria era ajudar José Carlos a ficar sóbrio.

Ficou alguns dias na casa de sua irmã recebendo cuidados dela e de seus sobrinhos. Era alimentado na boca por Dona Rosa, banhado por Jô e alegrado por toda sua família. Vovó conversava com ele ao longo do dia para lhe fazer companhia. De vez em quando, meu avô dava voltas de carro com ele pelo bairro. Meu pai ia junto, nunca desgrudava de seu tio. Em sua última semana de vida, Tio Zé Carlos quis comer churrasco. Vô Antônio preparou um banquete para seu cunhado e lhe permitiu beber cerveja. Como José Carlos tinha vergonha de sua aparência macérrima e não gostaria de ser visto pelos vizinhos, o churrasco foi feito na área de serviço da casa de meus avós. Papai conta que seu tio mal comeu e bebeu naquela ocasião. Mesmo podendo desfrutar de *una cervecita*, o enfermo não tinha mais condições de engolir propriamente. Foi quando Zé Carlos parou de engolir que sua irmã o levou para o hospital. Nada entrava pela boca, e o que saía era apenas sangue. Embora seu irmão implorasse para ficar em casa, Rosa Maria não tinha capacidade para cuidar dele sem algum tipo de estrutura hospitalar.

Meu tio-avô foi internado em uma quinta-feira no Hospital João Felício. Vovó foi visitá-lo no dia seguinte e suas lembranças são as de um homem apagado e sem brilho deitado em uma cama. Quando foi sábado, Vó Rosa retornou ao hospital e não encontrou seu irmão. Perguntou a um de seus colegas de quarto se sabia de José Carlos, e ele lhe respondeu:

— A senhora nem acredita se eu contar! Ontem ele jantou com as mãos dele, depois passou mal e foi levado para o CTI.

Um pouco contente com a melhora súbita de seu irmão, Vó Rosa não compreendeu o motivo de Zé Carlos ser levado à unidade de tratamento intensivo. Ele não havia conseguido comer com as próprias mãos? Como foi que ele piorou? Seu irmão ficou no CTI no sábado, no domingo e na segunda-feira. Aos 37 anos, José Carlos da Silva partiu. Morreu no dia 15 de julho de 1991, na madrugada de terça-feira, e foi enterrado no Cemitério Parque da Saudade, junto a seus pais. Não morreu em casa, como queria, mas morreu envolto com o amor de sua irmã mais velha.

Vô Antônio

Começo a escrever este capítulo no dia em que a morte de meu avô Antônio completa nove anos — essa foi uma baita coincidência. Não me recordava da data, porém Vó Rosa me lembrou logo que começamos a falar sobre ele. Nossa conversa foi importante para relembrar fatos minuciosos de sua vida no que tange ao tempo em que convivi com ele. Quando criança, sabia haver algo de errado com meu avô, mas pensei que fosse "coisa de idoso". Ao conversar com Vovó, ela me contou mais precisamente o que aconteceu de verdade com ele.

Os primeiros dados a serem mencionados são a respeito da pessoa Antônio de Paula e Souza, alguns que só Vovó saberia me contar. Meu avô paterno nasceu no dia 24 de maio de 1934, porém a data que consta em sua certidão de nascimento é de dois dias depois. Por causa disso, minha família sempre comemorou seu aniversário no dia 26 (fato curioso: Vovô e Tio Allan, casado com minha Tia Thaís, fazem anos no mesmo dia). Sua família vinha da roça, moravam todos em Guiricema, pedacinho de Minas Gerais. Localizada na mesma mesorregião de Juiz de Fora, na Zona da Mata Mineira, Guiricema tem cerca de oito mil habitantes, um milhar a menos que a cidadezinha de Piau, onde Vô Alves nasceu. O nome da cidade tem um significado que corrobora a trajetória profissional de meu avô paterno, que trabalhou a maior parte de sua vida como peixeiro: Guiricema é uma cidade originalmente indígena, e é assim chamada em razão da abundância de bagres que existiam por lá. Dessa forma, "guiri", que significa "bagre" em tupi antigo, se uniu ao "sema" (que, na junção a "guiri", teve a letra S trocada pela letra C), que significa saída.

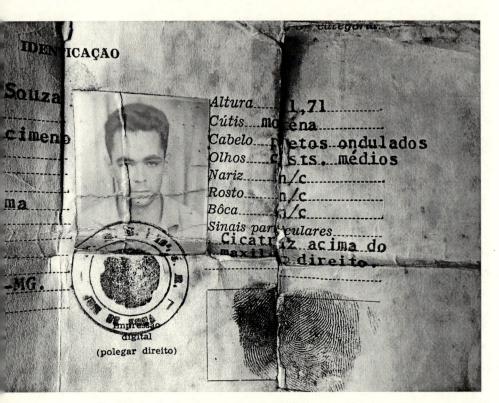

Documento de alistamento de Vovô no Exército. Apesar de uma cicatriz ser mencionada, não me lembro de tê-la vista no maxilar de meu avô. Acervo do museu de Vó Rosa.

Enquanto pescador só conta histórias falsas, peixeiro só conta as engraçadas. Chamado pelos clientes de Sô Nico Peixeiro, devido à profissão, meu avô sempre foi um homem despachado e brincalhão, que tirava uma piada ou algum causo para contar. Geminiano, era muito comunicativo, característica ideal de todo comerciante. Tinha voz rouca e forte, tenho fortes lembranças de quando ele chamava minha avó. "Ô Rosa", era possível escutar de qualquer cômodo de sua casa em que ele estivesse. Eu e minha família lembramos desse vocativo com carinho e humor. Por vezes até nos referimos a Vovó dessa forma. É uma maneira de manter Sô Nico Peixeiro mais perto de nós.

Todo O Zelo De Uma Flor

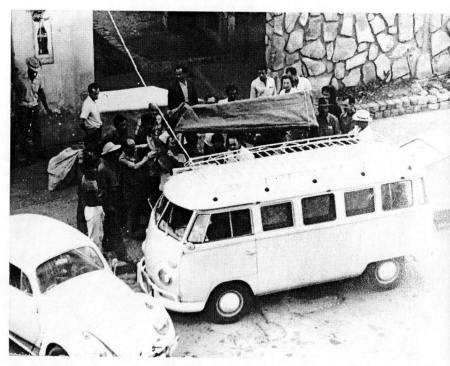

Vovô vendendo peixe em sua Kombi branca em Barbacena. Ele é o homem de camisa branca embaixo do "toldo", que olha para a câmera. Foto do museu da Vovó. Foto tirada por um amigo de meu avô, dono de um hotel que ficava nas proximidades de suas vendas.

Antes de ser peixeiro, Nico trabalhou no armazém de seu cunhado. Saiu de Guiricema junto com sua irmã mais nova, Rita, que acompanhava seu marido em busca de se estabilizarem em uma cidade grande. Seguiram rumo a Juiz de Fora, onde o armazém começaria a surgir. Localizada no bairro Santa Terezinha, próximo à casa de Vó Rosa, a mercearia vendia de tudo, como diz Vovó. Foi em uma passadinha próximo ao local que meus avós se viram pela primeira vez, e a história que se segue já foi contada em capítulos anteriores. O ano era 1966, e com três meses de namoro já ficaram noivos. Meu avô queria casar depressa, mas ficou desempregado pouco depois do noivado, quando o armazém foi vendido. Quando Nico tornou a trabalhar, dessa vez no trabalho de todo o resto de sua vida, meus avós se casaram, em 1968, e assim deixou de morar com Tia Rita e seu marido para começar uma vida conjugal com Vó Rosa.

Após deixar o armazém, Antônio foi trabalhar como motorista em uma peixaria localizada na rua Santa Rita, no hipercentro juiz-forano. Era responsável por dirigir um caminhão frigorífico em alguns dias e uma Kombi em outros. Ia à feira livre aos domingos, situada às margens do rio que corta a cidade (rio Paraibuna) para vender seu peixe — literalmente. Estacionava o caminhão itinerante na rua e montava um balcão. Por lá ficava durante toda a feira, e seu compromisso com o trabalho encantava o senhor Paulo, dono da peixaria.

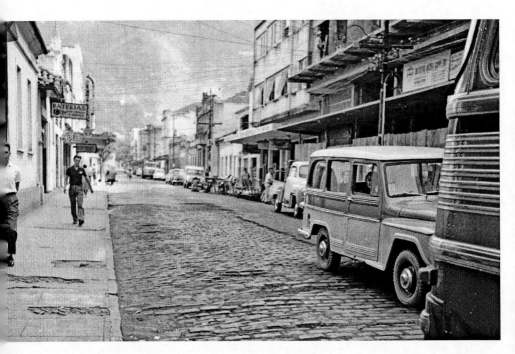

Rua Santa Rita, em julho de 1963. Foto de autoria de Jorge Couri.

Em um dado dia, meu avô bateu a Kombi da peixaria e não tinha dinheiro para pagar o conserto. Diante desse cenário, Sô Nico — ainda não Peixeiro — ficou desesperado e se apresentou ao senhor Paulo para relatar o ocorrido. Sabendo que estava encrencado, disse que, em razão do valor que deveria ser pago para reparar o veículo, poderia ser demitido. Seu patrão, no entanto, disse que as coisas não se resolviam no ímpeto. Vovô não sabia que o senhor Paulo estava cogitando parar de rodar com o caminhão, mantendo assim somente a Kombi. Além de surpreendê-lo com essa informação, o chefe de meu avô ainda tentou lhe vender o veículo frigorífico.

— O senhor está ficando doido? Como vou comprar o caminhão se sequer tenho dinheiro para consertar a Kombi? — perguntou Vovô.
— Você pode me pagar do jeito que você puder — respondeu seu patrão.

E assim começaram as aventuras de Sô Nico Peixeiro. Mesmo sem conhecimentos acerca do ramo da administração, meu avô deu seus pulos e se tornou um profissional itinerante. Como já havia adquirido conhecimento durante o período em que trabalhou na feira livre de domingo, sabia que não havia espaço para seu comércio lá. Decidiu que não queria vender peixe em Juiz de Fora, por isso partiu para outras cidades da Zona da Mata Mineira: passou por São João del Rei e Barbacena, e depois migrou para Cataguases e Leopoldina.

Sua rotina era mais ou menos assim: partia na madrugada de terça-feira para as cidades onde tinha feiras de peixe fresco. Comprava-os, colocava-os no gelo e seguia para as cidades onde os venderia. Por mais que houvesse um certo conhecimento sobre os peixes predominantes da região, cada ida aos mercados de peixe era diferente. Como Sô Nico só trabalhava com peixe fresco, ele comprava o que tinha disponível para venda. Ainda de manhã, seguia para as cidades mineiras onde realizaria seu comércio e por lá ficava até quinta-feira. Retornava para casa na sexta-feira ou no sábado, a depender de sua disposição. Em uma das vezes em que viajou a trabalho, Vovô aproveitou para ficar um tempo em Cabo Frio, cidade litorânea do Rio de Janeiro, para não voltar para casa com o caminhão vazio. Passaria alguns dias por lá e depois seguiria para o Rio de Janeiro para comprar suas mercadorias. Vó Rosa conta que ele foi à praia todos os dias de sua estadia, e por isso chegou muito bronzeado quando voltou para casa. Em razão de sua pele morena, Vovó começou a chamar seu marido de "Neguinho", apelido que com o tempo foi naturalmente adaptado para "Niguinho". Minha avó chamou Vovô dessa forma até o fim da vida.

Quando começou a carreira de peixeiro, Vovô ia ao Rio de Janeiro buscar mercadorias. Havia uma grande feira localizada na Praça XV, no centro da cidade. Assim como a maioria das pessoas que estão fazendo algo pela primeira vez, Sô Nico ainda era ingênuo e não dispunha de conhecimento do que acontecia no ramo em que atuava. Em uma semana, havia perdido metade das caixas de gelo que levava consigo para armazenar os peixes. Um homem lhe disse:

— Ô, meu senhor, aqui tem que tomar cuidado senão eles roubam até seu caminhão.

Na semana seguinte, meu avô tinha mais caixas de gelo do que havia levado para a feira da Praça XV. Passou a marcar seus materiais de trabalho com "AP", iniciais de seu nome, Antônio de Paula. O registro era feito com ferro de marcar boi, que era esquentado no fogo e em seguida aplicado nos itens.

Houve um dado período em que se deu uma baixa muito grande nas vendas de peixe. Meu pai, que é administrador de empresas, hoje entende que meu avô não tinha visão do custo de operações. Ele era um excelente comerciante, mas não um homem de visão. Assim sendo, vendeu o caminhão e comprou uma Kombi azul com ajuda financeira de Tio Geraldinho. Levou o veículo para a Mecânica Badaró, onde o veículo foi adaptado para se tornar uma peixaria ambulante. Quando a Kombi ficou pronta, trocou a feira da Praça XV pelo Mercado de

Campos, que era mais próximo (localizado na cidade fluminense de Campo dos Goytacases), assim como também substituiu as cidades onde trabalharia — encerrou as atividades em São João del Rei e Barbacena e passou a vender peixe em Cataguases e Leopoldina.

O período de maior volume de vendas era na semana santa. Nesses dias, meu pai e meu padrinho Theo ajudavam Sô Nico Peixeiro em sua peixaria itinerante. Meu Tio Allan também atuou como ajudante em algumas ocasiões. Começavam a trabalhar um pouco antes, arrumando jornais e preparando-os para que o processo de embalo dos peixes fosse mais rápido. Papai ri quando lembra a forma como as mercadorias eram embaladas. Mesmo peixes frescos são colocados em plásticos em razão de questões sanitárias — como conseguimos imaginar a forma com que eram embalados antigamente? Meu pai conta que uma ignorância da época era pensar que o jornal conservava melhor o peixe.

Vovô não tinha doenças crônicas quando casou com Vovó. Bebia bastante, gostava de comidas gordurosas, fumava fumo de rolo e cigarros Minister e era sedentário, porém nunca ficava doente. Sua saúde parecia ser de ferro, e por isso não tinha o costume de ir ao médico de vez em quando. Embora esse seja o caso de meu avô, sei que ele não é isolado: muitos homens não criam o hábito de acompanharem sua saúde, o que acarreta problemas futuros. Ainda há a questão do exame de toque para a detecção de possíveis alterações na próstata — esse é um ponto que toca na "masculinidade" de muitos, o que acaba os afastando dos consultórios médicos.

Quando questionado a respeito de tal estigma, meu pai relata que o fato de seu pai não ter cuidado de sua saúde não o influencia a fazer diferente. Segundo Papai, seus acompanhamentos médicos são feitos por vontade própria a partir do conhecimento que tem sobre a importância de se cuidar — conhecimento esse de que meu avô, nascido em uma cidade onde não tinha acesso a centros de saúde, não dispunha. O "povo da roça" costuma cuidar tudo com chás e receitas caseiras, e havia uma certa ignorância a respeito das consultas médicas preventivas. Ir ao médico era somente em casos de extrema doença.

Por não ter razões sintomáticas para procurar um profissional de saúde, Sô Nico só descobriu sua diabetes muito depois (meu irmão do meio, o Caio, já era nascido, para se ter noção). Foi em um dia de 2004, quando ele começou com uma tosse chata, que Vó Rosa começou a observar o estado de meu avô. Como pigarreava bastante, a tosse não foi alarmante em um primeiro momento. Mas os dias se seguiram e a tosse não passava; os chás que Vovó fazia pareciam não melhorar o incômodo, então Tia Thaís levou Vô Antônio para o Hospital João Penido, próximo à casa de meus avós, logo de manhã. Essa era a primeira vez em muitos anos que meu avô ia ao hospital e o paciente era ele.

A notícia não foi boa: glicose em quinhentos. Sô Nico Peixeiro estava diabético, agora já era. Tia Thaís tinha dito a Vovó que voltaria para almoçar, porém só retornou por volta das cinco horas da tarde. Exames sucederam o diagnóstico, e por isso os dois ficaram retidos no João Penido para verificar o estado geral de saúde de Vovô.

— O senhor já fez exame de toque? — perguntou o médico.

Vovô sequer sabia do que se tratava. Compreendeu quando o profissional disse "exame de próstata", e na mesma hora ficou assustado. Sô Nico não tinha escapatória — afinal, depois de tantos anos descuidando de sua saúde, seria necessário fazer um check-up geral de seu corpinho de um metro e setenta e um de altura. Da mesma forma que o exame de glicemia mostrara números fora do que seria considerado normal, o exame de toque de meu avô continha irregularidades. Foi executada uma biópsia, cujo resultado indicava câncer de próstata. Seria necessário retirá-la.

Não bastassem os exames de glicemia e toque com indícios de que algo estava errado, o exame de risco pré-cirúrgico de meu avô ia além: seu coração estava fraco e poderia não suportar a cirurgia para a retirada de sua próstata. Diante desse fato, o coraçãozinho de Sô Nico virou um ciborgue com um marca-passo que foi implantado (Tia Joana conta que, quando seu corpo foi exumado no cemitério, foi possível ver o marca-passo de Vovô em meio ao que restara de seu terno). Mas o tal do aparelho era danado, e um de seus fiozinhos escapuliu; voltou ao hospital para que os médicos aquietassem o ciborgue e recebeu alta em uma sexta-feira. Na segunda-feira seguinte já estava de volta, dessa vez para operar a próstata.

 A partir de então, Vó Rosa passou a cuidar de mais um paciente: seu marido. Desde que a diabetes de Vovô fora descoberta, era necessária a aplicação de duas doses de insulina, uma na parte da manhã e outra no fim da tarde. A enfermeira Rosa Maria era quem fazia todas as aplicações — ela sabia o local certinho do barrigão de meu avô onde era preciso injetar a agulha, assim como a profundidade ideal. Quando estava na presença dos netos, Vovô fazia caretas, como se estivesse sentindo dor. Conhecendo o homem brincalhão que era, eu sabia que era mentira.

 O relatório informado pela enfermeira Vó Rosa foi que a cicatriz da cirurgia de retirada da próstata era similar à de uma cesárea. Seus cuidados com o ferimento foram necessários quando chegaram em casa. Ela conta que era comum que saísse pus no início (o que a preocupava), mas que o líquido parou de aparecer quando ela começou a usar um spray de embalagem roxinha cujo nome ela não se recorda. Mesmo sem pus, a cicatriz demorou a ser formada. Além do corte decorrente da cirurgia, era Vovó que fazia e cuidava de todas as eventuais feridas de seu marido.

 Recapitulando: Vovô descobriu a diabetes e começou a tomar insulina, descobriu o câncer de próstata e precisou retirá-la, descobriu que seu coração estava fraco e teve um marca-passo implantado (tudo isso em pouco mais de um mês). Como se tudo isso não fosse suficiente, agora Sô Nico tinha uma reclamação a fazer: não conseguia urinar. Vovó conta que seu marido fazia comentários acerca de um incômodo que percebia quando ia ao banheiro, mas pensou que pudesse ser em decorrência da recuperação da cirurgia de retirada da próstata. Entretanto, meu avô começou a sentir dores muito fortes que não o deixavam fazer xixi, e do banheiro foi direto para o hospital.

 Seu alívio veio com uma sonda vesical, um tubinho inserido por sua uretra e que chegava até a bexiga. Toda a urina que dali saía ia para uma bolsinha que, quando cheia, precisava ser esvaziada; tal tarefa era destinada à enfermeira Rosa Maria. A bolsinha tinha de ser passada pela perna da bermuda para que não atrapalhasse muito meu avô e pudesse ser segurada. Ela seria sua companheira até o fim da vida, embora a amizade não fosse das melhores. A sonda entupia de vez em quando, e então era preciso ir para o hospital para que um profissional pudesse desobstrui-la e assim a dor cessasse. Para alguém que não tinha o costume de ir a centros médicos, meu avô teve uma vida de compensação na terceira idade. As consultas médicas passaram a ser cada vez mais frequentes, não apenas para acompanhamento, mas também para situações de urgência, como nos casos de desobstrução do tubinho da sonda. A última vez que foi ao hospital foi ao João Penido, local onde descobriu que era diabético.

Vó Rosa conta que foi até a varanda de sua casa em um dado dia e percebeu que o chão embaixo da cadeira onde meu avô costumava sentar estava molhado. Logo pensou que pudesse ser urina, em razão da sonda, mas Sô Nico disse que estava tudo ok com sua bolsinha. Mais tarde, quando Vovô foi se deitar, a cama ficou toda molhada. Minha avó se espantou mais uma vez e percebeu que ali havia algo de errado. Sua capacidade aguçada de observação permite a ela decifrar diversificados mistérios domésticos. Chegou mais perto para examinar e constatou que o líquido que molhara o chão e o lençol eram provenientes das pernas de Vovô. "Saía um líquido transparente da pele dele, como se fosse água", relata. Foi preciso colocar absorventes higiênicos nas canelas de Sô Nico, mas a estratégia não funcionou por muito tempo: logo eles ficavam encharcados, logo era preciso serem trocados.

Foram ao João Penido na manhã seguinte, e o médico que o atendeu solicitou que meu avô ficasse por lá para fazer exames e averiguar do que se tratava o tal "vazamento de água". A primeira vez que Vovô ficou retido para fazer exames não foi a melhor experiência que ele teve — mal sabíamos que essa seria a última. A diabetes de meu avô danificara todo seu corpo, e agora eram seus rins que não estavam muito bem. Além das insulinas, passaram também a ser diárias as sessões de hemodiálise. Todo dia era a mesma coisa, e Vovó só podia vê-lo nos horários de visitação do hospital. Eu cheguei a visitar meu avô em uma dessas ocasiões. Foi a primeira vez que fui como visita a um centro médico. Nesse dia foi tirada nossa última foto.

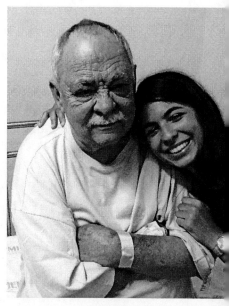

Nossa última foto, que integra meu próprio museu (2013).

Todo o tratamento de meu avô foi feito pelo Sistema Único de Saúde, nosso querido SUS. A situação de minha família não conseguiria permitir cuidados tão adequados quanto os que ele recebeu. A partir daquele momento, os cuidados que eram efetuados cotidiana e carinhosamente por Vó Rosa passaram a ser realizados pela equipe médica do hospital João Penido. Meu avô não queria que sua esposa o deixasse lá — além de ficar sozinho a maior parte do dia, o horário de visita era muito pouco para ver seus familiares. Essa situação se repetiu por quarenta e cinco dias, tendo os dias finais horários ainda mais curtos de visitação.

Tia Thaís conta uma história engraçada que nunca esqueci: era a sua vez de ficar como acompanhante de seu pai durante uma noite. De madrugada, Vô Antônio começa a delirar e gritar:

— Mamãe, ô mãe!

Ela conta que os gritos eram altos e repetidos e atrapalhavam os outros "hóspedes". Minha tia decidiu pregar uma peça em seu pai, chegou ao lado de seu leito e sussurrou:

— Oi, meu filho, mamãe tá aqui. Pode falar.

Na mesma hora Vovô parou de gritar. Arregalou os olhos, virou para o lado e disse "eu, hein". Logo em seguida pegou no sono e dormiu até a manhã seguinte.

Enquanto a ala médica normal conta com dois horários de visitação ao dia, o centro de tratamento intensivo só permite a entrada de um familiar. Meu avô entrou andando e falando no hospital, porém as coisas seguiram um rumo diferente lá dentro. Os rins foram piorando, as hemodiálises não resolviam a situação de meu avô e, por fim, ele pegou uma infecção generalizada. Foi preciso entubá-lo. Ele parou de falar e passou a piorar a cada dia. Vó Rosa pedia que ele apertasse sua mão, mas em um certo dia ele parou de apertá-la.

No dia 15 de maio de 2013, Vovó, Tia Joana e Tia Geralda, irmã mais velha de Vô Antônio, foram visitá-lo no hospital. Como Tia Joana estava muito gripada, ela estava cumprindo apenas o papel de motorista, pois não poderia entrar enquanto visitante. Naquele dia, no entanto, uma das enfermeiras liberou sua visita ao CTI, fato que não havia acontecido anteriormente. Tia Joana acredita que a enfermeira permitiu sua entrada porque já sabia que Vovô estava morrendo. Vó Rosa também conta que percebeu algo diferente: o monitor multiparamétrico, aquela telinha que fica fazendo uns barulhos e mostrando os sinais vitais do paciente, tinha apenas uma linha que ainda dava uns pulinhos. As outras duas que ali apareciam estavam lineares, estáticas. Como boa enfermeira que era, Rosa Maria sabia que era a hora de se despedir, e disse seu adeus em silêncio. Saiu do hospital pensando que deveria se preparar para o dia em que Antônio partisse, porém seu raciocínio foi interrompido ao sair do hospital, quando uma médica foi atrás de minha avó e de minhas tias para avisar que meu avô havia falecido. O tal dia chegou antes do esperado.

Grande parte de minha família lida com a morte de maneira tranquila, como é o caso de minha avó. Creio que sua religião lhe dá forças para crer que a vida não acaba por aqui. Enquanto conversávamos sobre a morte de meu avô, rimos lembrando de como meu avô falava para todo mundo da bacalhoada que Vó Rosa faz. Ela conta que ficou brava com ele quando disse tal fato para o médico no dia de sua internação — desse jeito parecia que minha avó, que sempre regrou a alimentação de meu avô para ser mais saudável, lhe oferecera um copo de veneno em forma de peixe. O sal lhe fazia mal, mas ele comeu o bacalhau como quis. Nos dá tranquilidade saber que Vovô morreu satisfeito e com a barriguinha cheia.

Tia Geralda

A última paciente de minha avó — até o momento — foi minha Tia Geralda, irmã de Vô Antônio. Ela e minha avó nunca tiveram uma relação muito boa. Geraldão, como meu pai gostava de chamá-la (e ela adorava), era uma mulher atrevida no bom e no mau senso, mas também era bem-humorada, namoradeira, vaidosa e muito religiosa. Ia à missa todos os dias, e quando não conseguia (o que era raro), ouvia a celebração pelo rádio. Era amiga íntima de todos os padres e todas as suas amizades eram da igreja. Tia Geralda passou a frequentar a igreja do bairro Bandeirantes quando se mudou para Juiz de Fora, no início da década de oitenta (provavelmente em 1982, segundo as contas de Vovó). Sua mudança se deu em razão da morte de sua mãe — minha bisavó, portanto — Tereza Emídia.

Enquanto o pai de Vô Antônio e Tia Geralda era vivo, meu avô o fez uma promessa: a de que cuidaria de sua irmã, Geralda, quando seus pais morressem. Solteirona e namoradeira, Geraldão nunca casou ou teve filhos, e por isso morou grande parte da vida na casa de seus pais, em Guiricema. Quando Emídia morreu, Vô Antônio honrou a promessa feita a seu pai e levou sua irmã para morar em sua casa. Tia Thaís tinha cerca de 3 anos de idade quando isso ocorreu, e hora alguma Vó Rosa fora consultada acerca da chegada de uma nova moradora. Como era um trato feito com seu pai, Vovô nunca questionou tal possibilidade: para ele, cuidar de sua irmã era uma certeza.

Mesmo chocada com a mudança súbita de sua cunhada, Vovó deu um jeito para que ela ficasse confortável em seu novo lar. Tirou minha tia Thaís de sua cama e a cedeu para Tia Geralda. Enquanto a casa não era reajustada para conter mais um familiar, a caçula da família dormia em um colchão no quarto de seus pais. O colchão era colocado à noite e retirado de manhã. Essa dinâmica seguiu por algum tempo, até o momento em que os cômodos foram remanejados. A partir de então, Tia Geralda dividiria quarto com Tia Joana e Tia Thaís. Todas as três se davam bem; o problema de Geraldão parecia ser apenas com Vó Rosa.

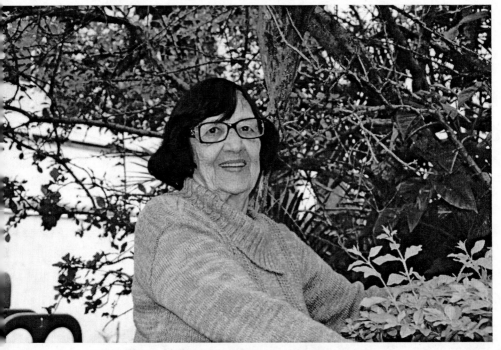

Foto de Tia Geralda tirada por meu pai em 2012.

Não falo somente o que me contaram, e sim o que vi: é verdade que Tia Geralda gostava de alfinetar Vovó. As duas não eram melhores amigas, contudo conviviam bem, cada uma em seu canto. Depois que Vovô morreu, Tia Geralda não tinha a quem recorrer a não ser à minha avó, e isso as aproximou. Rosa Maria foi sua enfermeira quando as coisas não ficaram muito boas para seu lado e mesmo assim a relação entre as duas não era das melhores. Geraldão vivia dizendo: "quando eu morrer, me joga pros 'arubu'".

Geralda de Paula e Souza nasceu em 1924 e morreu em 2020, com 96 anos. Como minha avó gosta de dizer, "a raça do Antônio vive muito". E isso é verdade: todos os irmãos de Vovô morreram com mais idade, incluindo seus pais. Sô Nico foi o mais novo a falecer, e a culpa não pode ser colocada apenas na incultura dos povos rurais da época de não visitarem hospitais, como foi o caso de Vovô. Tia Geralda, assim como seus pais, fumava desde os 13 anos e também não tinha o costume de se consultar. Um possível agente amenizador de sua situação eram as caminhadas que gostava de fazer com suas amigas de igreja, assim como uma alimentação saudável que sempre buscou manter.

Quando meu irmão Pedro nasceu, em 2007, Tia Geralda começou a perder a visão. Eu, meu irmão Caio e nosso primo Gabriel a chamávamos internamente de "toupeira" por causa da baixa visão, mas minha mãe nos repreendia. Hoje admito que me sinto mal por isso, e creio que Tia Geralda teria rido se lhe tivéssemos contado a respeito disso na época. Apesar de teimosa, ela gostava de nós, os "jovens", e queria estar sempre no meio das novidades. Dessa forma, ela fazia o que nós fazíamos.

Sua visão se despediu de seus olhos, e com isso minha tia-avó ficou cega. Tia Geralda não sabia mais distinguir a luz acesa da luz apagada, ou até mesmo reconhecer a presença de alguém em um cômodo a menos que a pessoa emitisse algum barulho. Assistia novelas todas as noites com óculos de sol — segundo ela, a lente protegia seus olhos da luz da televisão, e assim sua "vista" não ficava prejudicada. Ela nunca admitiu, mas minha família sabia que ela não enxergava mais. Mesmo sem conseguir ver, Tia Geralda fazia suas caminhadas com as amigas, ia à missa, fumava "escondida" na laje da casa (sua fuga até seu fumódromo era impercebida, mas o cheiro exalado pelo cigarro não negava seu tabagismo). Seu atrevimento a perseguiu até seus dias finais; como estive com ela nesse momento, lembro-me da sensibilidade que era necessária para com Geraldão.

Vó Rosa foi operada no final de agosto de 2020 para retirar um pequeno tumor (palavras dos próximos capítulos). Meu pai, querendo ajudar suas irmãs, que tanto se dedicavam para ficar no hospital com Vovó, decidiu ir para Juiz de Fora — afinal, sem minha avó em casa, Tia Geralda ficaria sozinha. Seu trabalho era realizado na modalidade *home office* como medida de segurança frente à pandemia de covid-19 e por isso não seria um incômodo passar alguns dias em sua cidade natal cuidando de sua tia. Como as aulas de meus irmãos também eram dadas em modo remoto, Pedro seguiu com Papai para Juiz de Fora. O plano era trabalhar e estudar em casa enquanto cuidavam de Tia Geralda. Ela não estava doente, porém não sabia cozinhar ou limpar a casa sem sua visão.

Na casa de Vovó há galinhas, e elas sempre atrapalhavam as reuniões de Papai. Ele levava os cacarejos na brincadeira e seus colegas de trabalho riam. Em um dia, no entanto, o barulho que atrapalhou uma de suas conferências foi um grito. Ele não podia sair naquele momento, e por isso quem foi verificar o que estava acontecendo foi Pedrão. Saiu da "sala de aula" e correu até a porta do banheiro, onde viu Tia Geralda caída no chão. Ela gritava e reclamava de dor. Assim que foi possível, meu pai pediu licença da reunião em que estava e foi ajudar sua tia. Pegou-a no colo e, com Pedro, levou-a ao supracitado Hospital de Pronto Socorro.

A data é impossível de esquecer: dia 4 de setembro. É o mesmo dia do aniversário de Papai. Naquele ano, ele completava 48 anos de idade. Como a data era próxima ao feriado da Independência, Mamãe, eu e Caio decidimos ir a Juiz de Fora para encontrarmos Papai e, é claro, nossos familiares. Todos estávamos ansiosos para reencontrar Vó Rosa depois de sua cirurgia.

Antes de sairmos de casa, temos o costume de ligar para nossos familiares para avisar o horário de nossa partida. Quando ligamos para Papai naquele 4 de setembro — não para lhe desejar feliz aniversário, pois isso já havíamos feito —, percebemos que sua voz estava diferente. Ele logo nos disse que estava no HPS, e nós três ficamos chocados com a notícia. Eu e Mamãe tínhamos encomendado bolo e salgadinhos para surpreender Papai com uma pequena comemoração, porém aquele dia não teve graça. Quando retornou do hospital, Jô não tinha forças para qualquer tipo de celebração; mesmo assim lhe demos um beijo na careca e rimos do textinho que eu havia solicitado que fosse colocado no bolo: "Feliz aniversário, Pança!", que é como Tia Joana gosta de chamar seu irmão.

Demorou bastante tempo para que Geraldão conseguisse entrar em uma sala de cirurgia. Sua fratura estava exposta e seria necessário colocar pinos em sua perna. Era seu fêmur que estava quebrado, porém não em razão da queda — seu osso havia fraturado sozinho e, em seguida, houve a queda. Esse tipo de ocorrência era novo para mim, mas não para os médicos: eles disseram à nossa família que era comum que isso acontecesse com idosos, principalmente com aqueles com osteoporose grave. Era o caso de Tia Geralda.

Enquanto estava no HPS, a equipe médica rodou diversos exames no corpinho de minha tia-avó. Assim como um fêmur quebrado, agora seria preciso lidar com uma fibrose pulmonar. Seu tabagismo de oitenta e três anos de duração agora dava as caras, porém ele não era tão ruim quanto o que viria: covid-19. Tia Geralda foi infectada pelo coronavírus durante o período em que ficou no hospital. Por incrível que pareça, mesmo em meio a tanto caos e diagnósticos inesperados, Geraldão passou ilesa: sua covid foi assintomática. Seu problema sequer era sua fibrose, e sim sua perna.

Meu pai se diz tímido, só que a verdade é que ele é muito comunicativo. Ele é daqueles que faz amizade com todo mundo e tem um caso ou uma piada para cada situação. Em um de seus bate-papos foi que descobriu o DID, Departamento de Internação Domiciliar. Serviço oferecido pelo nosso querido Sistema Único de Saúde, o DID garante equipamento e atendimento para enfermos em suas residências. Essa seria a melhor saída para cuidar de Tia Geralda durante a recuperação de sua fratura. O contato com o DID levou Marcelo, o médico que cuidou de Geraldão, até nós. Ele nos apresentou uma forma diferente da medicina: a paliativa. Com ela, o sofrimento de Tia Geralda seria amenizado, mas não curado. Com idade avançada e grandes problemas em seu corpo, minha família sabia que a hora da irmã de Sô Nico estava chegando.

A apresentação da medicina paliativa foi um divisor de águas na vida de minha família, principalmente na relação de meu pai com a saúde. Para que tentar resolver de forma agressiva problemas que não têm cura, doenças que não têm solução? É fato, aquilo que está ao nosso alcance deve ser resolvido e superado, mas não era o caso de Tia Geralda. O método paliativo não é uma forma de aproximar o paciente da morte, e sim de permitir-lhe chegar a seu destino inevitável tranquilamente, sem dor. Papai já disse que, dependendo do decorrer de sua saúde, quer ser tratado com a medicina paliativa quando estiver próximo do fim de sua vida.

O DID garantiu uma pequena estrutura para cuidarmos de Geraldão. Seu quarto se transformou em uma enfermaria: cilindros de oxigênio foram colocados em um canto do quarto, medicamentos organizados em uma bandeja, armário setorizado de acordo com suas necessidades, cadeira de rodas colocada à disposição. Papai e Pedrão cuidaram de Tia Geralda por um tempo, já que eles estavam em Juiz de Fora quando tudo aconteceu. Vovó não podia ajudar inicialmente, pois se recuperava de uma cirurgia (falaremos mais desse caso adiante). Depois houve uma troca de turno: meu irmão voltou para Belo Horizonte e eu parti para Juiz de Fora.

Nos meus primeiros dias enquanto aprendiz da enfermeira Rosa Maria, passei perrengue. Eu sequer sabia como levantar ou abaixar a cama de Tia Geralda. As manivelas pareciam um enigma, que eu decifraria em breve. Apesar de não saber fazer muitas coisas, eu era capaz de medicar minha tia-avó, dar-lhe de comer e beber, segurar seu corpo na hora de trocar sua fralda (essa era uma operação conjunta que exigia muita força), vestir seus pijamas e trocar a roupa de cama de sua maca. Também penteava seu cabelo e conversava com ela quando eu não estava trabalhando, e ela adorava. Sinto que Tia Geralda ficou muito carente em seus últimos dias. Ela já estava "tantã" da cabeça, dizia que estava grávida e que estava esperando uma menina (ela nunca teve filhos, nem se casou). Sua vaidade não lhe permitia mais ajeitar suas madeixas, como sempre as arrumou, e por isso eu fazia essa tarefa para ela. Geraldão perguntava "tô bonita, Priscila?", que era como ela passou a me chamar depois que ficou em casa, e é claro que eu respondia em tom afirmativo, sem me importar por ser chamada por um nome diferente do meu verdadeiro.

    Ela gostava muito de meu pai e sempre pareceu gostar. Escuto causos que mostram que ela tinha certo carinho com ele, diferentemente de sua relação com minha avó. Como meu pai era a pessoa mais forte da família, ele ficava com o trabalho pesado de dar banho em Tia Geralda. Vovó a limpava enquanto eu arrumava o quarto para secá-la e vesti-la em seguida, e Papai segurava sua tia durante todo o tempo. Como ela já estava igual uma folhinha de alface, Geraldão era Geraldinha, porém a tarefa de segurá-la era igualmente trabalhosa, a começar pela imobilidade de sua perna. Enquanto meu pai cuidava dela, os dois trocavam piadas e falavam indecências. Tia Geralda falava de sua vida sexual enquanto meu pai ria e, por causa de sua risada, ela também caía na gargalhada. Havia cumplicidade, além das conversas danadas que ela gostava de contar, e não era incomum que ela clamasse por meu pai para que ele fosse até seu quarto e, ao chegar lá, ela dizer que só queria um abraço.

    Quando era possível, levava meu computador para a "enfermaria" e ficava trabalhando ao lado da cama de Geraldão. Dizíamos coisas sem sentido, ela insistia em me chamar de Priscila e eu dava corda para suas histórias, as mais doidas possíveis. Acima de qualquer coisa, o maior cuidado que ela necessitava era a companhia. Quem cuidou dela não foram seus irmãos, mas sim sua cunhada e seus sobrinhos. Ficamos ao seu lado até seu último dia.

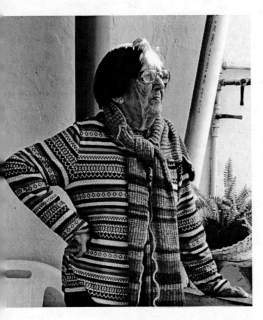

Geraldão tomando um banho de sol na varanda de sua casa (casa de Vó Rosa). Julho de 2020, acervo de Tia Thaís.

    No entanto, eu tinha medo ao ficar no mesmo cômodo que ela em algumas situações, como, por exemplo, quando ela chamava por sua mãe ou por seu irmão Alarico, ambos mortos há anos. Ou então quando ela dizia que via crianças entrarem em seu quarto, e até mesmo que meu pai não podia se aproximar da janela porque havia gente ali. Meu pai ficava arrepiado e em seguida ria — não em tom de deboche, mas sim como em uma contemplação. À noite eu não gostava de ficar sozinha no quarto com Tia Geralda, e por isso só ficava no cômodo na hora de trocar sua fralda, dar-lhe remédio ou quando Vovó dava água para sua cunhada em um copo da Lady Bug, personagem de desenho animado adorado pelo público infantil (Tia Thaís, que foi quem comprou o copo, conta que ele não foi nada barato, mas que era o mais adequado para dar para Tia Geralda por causa de seu canudo). Vovó dizia para eu parar de ter medo das "assombrações": "ah, deixa de ser boba, Letícia!".

    Eu não estava presente nos últimos dias de Geraldão. A enfermeira Rosa Maria, ainda com os movimentos limitados de seu braço por causa de um dreno, contava apenas com o auxiliar Jô para cuidar de sua cunhada. O médico Marcelo ia visitar sua paciente cerca de duas vezes por semana, a depender de seu estado, e sempre elogiava o cuidado que minha família dedicava à Tia Geralda. Assim como Vô Alves, Geraldão não teve escaras e recebeu um tratamento digno de um hospital, porém com o conforto de sua casa.

Na última vez que Marcelo visitou Tia Geralda em vida, ele entregou um pouco de morfina a meu pai. Disse-lhe como ela deveria ser administrada e solicitou a ele que assinasse um termo de compromisso a respeito da posse e da aplicação do medicamento. As doses seriam pequenas para que Geraldão não sentisse tanto desconforto. Se minha família já sentia que seus últimos dias já estavam próximos, agora sabíamos que a hora final estava batendo na porta. A administração de morfina não durou mais do que alguns dias, quando Tia Geralda morreu.

Na noite da morte de Geraldão, Vovó conta que seu filho deu remédio para sua cunhada por volta da meia-noite e que em seguida o chamou para descansar. O plano não era dormir, e sim descansar o corpo, porém Papai embarcou em um sono profundo. Por volta de uma hora da manhã, a enfermeira Rosa Maria foi conferir o estado de Tia Geralda e ela respirava; um chiado em sua respiração era notável, e Vovó conseguia ouvi-lo de seu quarto. Pouco tempo depois de retornar a seu quarto, minha Vó também caiu no sono e, quando acordou uma hora depois, não escutava mais o chiado que a respiração de sua cunhada fazia. Na mesma hora acordou meu pai, que dormia profundamente. Os dois foram de prontidão ao quarto de Tia Geralda, que naquele momento já havia partido. Geraldão partiu sem dor e no acalanto de sua casa, ao lado de sua família. Foram três meses de cuidados incessantes dedicados a ela.

Assim que Vovó e Papai constataram a morte de Tia Geralda, o serviço de atendimento móvel de urgência (também conhecido como SAMU) foi acionado. Seria preciso que o corpo de Geraldão fosse retirado e que, em seguida, todo o processo realizado quando alguém falece em casa fosse iniciado. Quando o caixão chegou para a retirada de minha tia-avó, ele foi colocado no chão de seu quarto, ao lado da cama. Enquanto os profissionais encontravam um jeito confortável de pegá-la, Tico, o cachorro centenário de minha avó, deu um jeito de entrar em casa, pular no caixão e deitar-se dentro dele. Meu pai não segurou o riso, enquanto Vovó pedia para o cão sair de dentro do caixão, que ele estava velho, mas que ainda não era a sua hora de partir.

Quando o corpo de Tia Geralda foi removido, Papai ligou para minha mãe e anunciou a morte de sua tia. Não seria possível que eu, minha mãe e meus irmãos fôssemos ao enterro, pois medidas de segurança contra a propagação do coronavírus não permitiam a presença de muitas pessoas no velório, então Papai pediu que não nos deslocássemos até Juiz de Fora. Durante o sepultamento, no entanto, fizemos uma videochamada com Papai e Tia Thaís e rezamos por Tia Geralda. Eu chorei e disse que estava contente que haviam passado um batom vermelho em Geraldão — ela gostaria de saber que estava bonita e maquiada no dia de seu velório.

Não apenas por causa de seu catolicismo fervoroso, seria impossível não relembrar o sétimo dia de falecimento de Tia Geralda com uma missa. Tia Joana pediu que fosse realizada uma celebração em razão da morte de sua tia, porém o isolamento social não nos permitiu saber se a missa seria realmente realizada ou não. Sete dias após Geraldão partir, estávamos todos juntos para celebrar o Natal — era dia 25 de dezembro. Queríamos rezar por sua alma e agradecer por sua presença em nossas vidas, mas uma chuva fortíssima caiu quando estávamos indo para a igreja. Chegando lá embaixo de um pé d'água, nos deparamos com a igreja fechada. Voltamos correndo para a casa de Vovó e rezamos uma missa de lá mesmo.

Como meu corpo se aproximava do biotipo de Tia Geralda, muitas de suas roupas foram passadas a mim. Mamãe, que era muito próxima de minha tia-avó, dizia que Geraldão ficaria contente se me visse vestindo suas peças de roupa. Eu ainda me sinto próxima dela, talvez por ter feito parte da equipe médica que lhe prestou cuidados no fim de sua vida. Mesmo sendo uma mulher abusada, pude aprender muitas coisas com minha Tia Geralda.

As várias facetas da força

Filhos também são pais, escritores também leem, padres também se confessam e fotógrafos também são fotografados — nessa lógica, minha avó, que cuidou sempre de tudo e de todos, também recebeu cuidados quando precisou.

Logo após a morte de meu avô Antônio, em 2013, Vó Rosa fez uma mamografia, exame de rotina que realiza todo ano. Naquela vez, todavia, tinha algo de diferente. Doutor Telmo, que sempre costumava dizer que os resultados dos exames de Vovó estavam bons, percebeu que a resposta a ser dada à paciente não seria a mesma. Na mama esquerda de minha avó constavam algumas pintinhas brancas, bem pequenininhas. Vó Rosa diz que ela estava "toda chumbadinha". Foi preciso realizar uma biópsia para verificar o que era, e a constatação não foi nada tranquila. Minha avó estava com câncer de mama.

Nessa época, eu tinha 13 anos. Eu não sabia pelo que minha avó estava passando. Não entendia as conversas preocupadas de meu pai com minhas tias, e pensava que o clima estranho era decorrente do luto que enfrentávamos da morte de Vô Antônio. Embora minha família tenha um entendimento pacífico acerca da morte, aqueles que partem sempre deixam um buraquinho em nós. Não compreendia o câncer de minha avó nem quando ela precisou retirar sua mama esquerda, nem quando eu fazia carinho em sua cabeça e seus cabelos soltavam em minha mão. Só compreendi o câncer quando vi Vovó carequinha de tudo, pesando vinte e cinco quilos a menos. Vovó estava mais leve do que eu, uma pré-adolescente magrela.

Rosa Maria não queria que sua mama fosse retirada por completo. Mesmo que Vovó não seja a mais vaidosa das mulheres, ela conta que sua mastectomia afetou seu lado feminino. E por que não a afetaria, ainda mais considerando o motivo de sua realização? Ela sempre perguntava a Doutor Telmo se precisava retirar a mama inteira, se não era possível remover apenas os "chumbadinhos". Infelizmente não era possível: as bolinhas eram várias e muito pequeninas. Tia Neusa chamava o câncer de Vovó de "tiririca", pois este é um matinho que nasce e se alastra depressa.

Os brotinhos da tiririca foram removidos no dia 5 de outubro de 2013. A cirurgia foi realizada no hospital Nove de Julho, instituto oncológico que minha avó frequentaria por muitos anos depois de sua cirurgia. Inaugurado no dia 9 de julho de 1963, o hospital é uma referência no estado de Minas Gerais no tratamento de câncer. Minha avó menciona com frequência o hospital quando o assunto é sua saúde — afinal, ela ainda o frequenta. Em uma de nossas conversas, Vovó virou para mim e disse:

— Lá tá bonito, Letícia... A frente tá toda de vidro, tá a coisa mais linda. Por dentro é aquela sala mesmo, aquelas coisas mesmo.

Ela conta que vê sempre muita gente "ruim" por lá, precisando de tratamento, e quem está melhor, como é seu caso, entende e fica sentado esperando. "Aquele hospital é de gente que já tá ruim. Só vai lá quem tem essa doença, mesmo. A gente entende quem tem que passar na frente." Apesar do ambiente nada convidativo de um hospital oncológico, fico segura em saber que minha avó está em boas mãos, que tudo lhe é proporcionado gratuitamente e que, mesmo visitando um lugar de profunda tristeza, os funcionários sempre a recebem com o carinho com que ela sempre cuidou de todos. Dona Rosa é recebida e cumprimentada pelo nome por diversos funcionários, e tenho certeza de que não é somente pela frequência com que vai ao Nove de Julho para buscar medicamentos ou dar prosseguimento em seu tratamento, mas sim porque é adorável.

De volta a 2013: Papai, Tia Thaís e Tia Joana estavam no hospital com Vovó no dia da cirurgia. Não sei por quê, mas eu também estava lá. Enquanto minha avó não saía da sala de cirurgia, fiquei com minhas tias esperando. Não sei bem onde meu pai estava. No dia anterior, Vó Gilssy, minha avó materna, havia me dado um tercinho de Santa Terezinha (caso queira encontrar semelhanças com a história de Vó Rosa, em razão de onde cresceu, esta é a hora). Recordo-me de segurar aquele tercinho enquanto pensava na avó que estava sendo submetida a um procedimento cirúrgico. Ali, eu comecei a tomar consciência da dimensão das coisas. Não sabia o que viria, mas se Vovó estava tendo que realizar uma cirurgia, coisa boa não era.

A cirurgia foi efetuada, vi minha avó no dia seguinte. Ela me apresentou as amigas com quem dividia quarto no hospital. À época, já não morava mais em Juiz de Fora — havia mudado um ano antes para Resende, cidade situada no extremo sul do estado do Rio de Janeiro. Lembro-me de viajar constantemente para minha cidade natal para poder acompanhar a recuperação de Vovó. Meu pai fazia questão de estar próximo de suas irmãs; eram combinados rodízios para que cada um pudesse cuidar da nossa enfermeira enferma. Dias depois da cirurgia, fui visitá-la com Tia Joana. Na segunda visita, já não via algumas de suas colegas. Vovó me disse com naturalidade: "aquela dona que estava aqui morreu". Esse era apenas o início: ao longo dos anos me acostumei com o sumiço de colegas de quarto de Vovó. Nem sempre os motivos eram os melhores.

Algum tempo depois de sua mastectomia começaram as sessões de quimioterapia. A equipe de médicos que cuidava de minha avó (cardiologistas, oncologistas, mastologistas e por aí vai) recomendou que fossem efetuadas seis sessões. Tia Joana levava Vovó até o Nove de Julho, onde colocava sua mãe assentada em uma poltrona e ali ficava por algumas horas, ao seu lado, esperando a bolsa de medicamento ser esvaziada. Rosa Maria fazia amizade com quem estava ao seu redor, via televisão, conversava com sua filha. A primeira sessão foi uma surpresa, conta Vovó. Ela não sabia o que esperar — porém, o que viveu no primeiro dia de seu tratamento quimioterápico se repetiria nos outros quatro que a esperavam. Vovó ficou tão fraquinha que não aguentaria repetir mais duas sessões de quimioterapia. Seu organismo não suportava ver aquele líquido amarelo que entrava em suas veias.

    A saga começava sempre que chegava em casa: era um enjoo que não deixava minha avó sequer beber água, quem dirá comer qualquer coisa. Por vezes, engolia remédios como Vonau e Plasil, sem líquidos que ajudassem a descer — tudo causava enjoo. Tapava o nariz para tentar beber líquidos de uma vez só. "Não sei nem te explicar como é, minha filha", ela me conta com a voz pesada. Com o tempo, precisei ficar alerta para não usar perfumes ou cosméticos com cheiro, já que o mais fraco dos odores conseguia causar um rebuliço no estômago de minha avó. Sua pele ficava muito ressecada, por isso seus cremes hidratantes também precisavam ser inodoros. Para cuidar de seus cabelinhos que caíam, a própria Dona Rosa costurou touquinhas para sua cabeça, cada vez mais transparente. Cinco meses após a morte de meu avô, comecei a entender que talvez estivesse perdendo minha avó.

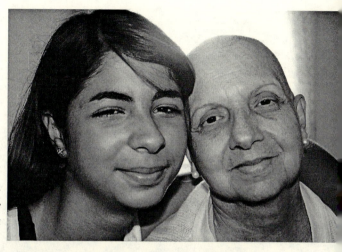

Eu e Vovó, provavelmente no fim de 2013. Foto de meu acervo secreto.

As duas sessões de quimioterapia intravenosa que restaram foram substituídas por comprimidos (a tal da quimioterapia oral). Os anos se passaram e, até hoje, vejo Vovó tomar seus comprimidos. Pela manhã são duas drágeas de cloridrato de metformina de quinhentos miligramas para a diabetes, uma de cem miligramas de atenolol e outra de mesma concentração de losartana — ambas para controle de hipertensão. Vovó também toma um comprimido de omeprazol e outro de hidroclorotiazida (tudo isso só pela manhã). Vó Rosa toma um AAS ("aspirina") depois do almoço para ralear o sangue e mais dois comprimidos de metformina depois do lanche da tarde. Antes de dormir, controla seu colesterol com sinvastatina, assim como seus companheiros da alvorada, atenolol e losartana. Quem busca seus medicamentos é Tia Joana, que passa sempre na feira antes de entregá-los à sua mãe. Além de uma tonelada de remédios, Vovó também recebe frutas, legumes, verduras e biscoitos fresquinhos.

Hoje em dia, além de todos os comprimidos que tem que engolir diariamente, Vó Rosa também faz um tratamento hormonal mensal para seu câncer. Sua visita até o hospital Nove de Julho requer um exame de sangue realizado na véspera da aplicação do medicamento. Se tudo estiver certinho, Vovó toma agulhada na "nádiga" no dia seguinte. Ela conta que a dor é grande, pois o líquido é grosso como um óleo. Apesar de todo o desconforto, Vovó reconhece que se trata de um procedimento necessário para tratar seu câncer. Ele está controlado, mas é preciso estar sempre em alerta com a tal da tiririca. "Câncer é muito difícil", minha avó diz. "Cada um tem que ir dessa vida com alguma coisa, então a gente vai pedindo a Deus com oração pra poder ir em paz."

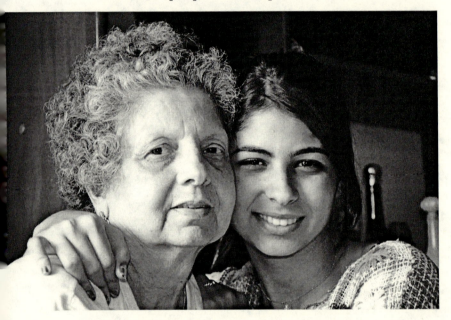

Eu e Vovó em dezembro de 2014, quando ela já estava recuperada dos efeitos colaterais da quimioterapia. Foto do meu acervo pessoal.

Depois da experiência de negligência que vivemos com meu avô no que envolve consultas de rotina, passamos a ser ainda mais rígidos com Vovó, que já tinha o costume de acompanhar com regularidade o funcionamento de seu corpo. O câncer fez com que tudo fosse monitorado ainda mais de perto. Um novo alerta se acendeu no final de 2020, quando uma colonoscopia rotineira acusou alguns pólipos curiosos nos exames de Dona Rosa. A vida parecia rebobinar um filme que minha família não gostara de assistir.

Apesar de todo o medo causado pela ideia da retirada de pólipos indesejados, não se tratava de um câncer. A questão chata era que seria necessária a realização de uma cirurgia para a retirada desses pontinhos, já que não era possível retirá-los apenas com a colonoscopia. Vovó teve quarenta por cento do intestino removido em uma cirurgia preventiva — caso não fosse realizada, talvez a história a ser contada fosse outra.

Dois pontos curiosos acerca da cirurgia de Vovó: quem a realizou foi Luiz Henrique Borsato, o mesmo médico que operou o então candidato à presidência Jair Bolsonaro em 2018, após o político ser esfaqueado na rua Halfeld (mesma rua em que Tio José Carlos desfilava nos carnavais da vida). Sei que é compromisso dos profissionais de medicina atender quem precisar de ajuda, seja essa pessoa quem for, porém gosto de pensar que a abrangência de Borsato é imensa: atende desde pessoas mau-caráter até os seres humanos mais doces e queridos da face da Terra. Vovó diz que seu médico a chama carinhosamente de "minha protegida".

O outro ponto é um causo: minhas tias pediram para eu passar uma noite com Vovó no hospital enquanto se recuperava da cirurgia e eu, é claro, aceitei. Não aceitei por ser minha avó, mas por ser alguém que precisava de ajuda naquele momento (acontece que eu dei a sorte de ser Vovó, o que fez a fria experiência se tornar mais acolhedora). A enfermeira-paciente estava internada na Santa Casa de Misericórdia, mesmo hospital onde eu nasci e onde a cirurgia pós-facada de Bolsonaro foi realizada. Havia vinte anos que eu não pisava naquele local (se pararmos para pensar, a primeira vez que pisei na Santa Casa foi quando fui passar a noite com Vovó no hospital) e cismei haver um "clima" diferente ali.

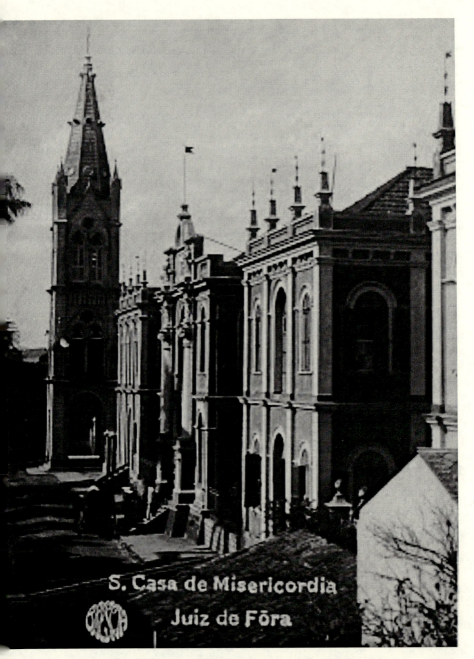

Santa Casa de Juiz de Fora em 1925. Arquivo de Marcelo Lemos.

Eram muitas primeiras vezes em uma só noite — era também minha primeira ida ao hospital desde o início da pandemia de covid-19. Talvez o "ambiente" único fosse por causa disso: alas separadas entre infectados e não infectados por coronavírus. Não sei como eram os corredores do hospital antes da pandemia, mas o que eu vi foi um pouco tenebroso. Não foi nada pior do que se espera de um hospital, porém o clima era um tanto negativo, pois sabia que havia, em certos locais daquele prédio, pessoas morrendo em razão de uma doença pouco conhecida.

Meu primo Gabriel me buscou na casa de Vovó, onde eu e meu pai estávamos "hospedados", com um carro sem embreagem. Lembro dele me dizer que era simples, que só precisava pegar o jeito, e eu ri daquilo. Ele dirige tão bem quanto meu pai, então não duvidei de suas manhas na direção. Parou o carro na porta do hospital para que eu descesse e ficou lá esperando sua mãe, que havia ficado toda a tarde com nossa avó. Identifiquei-me na recepção, encontrei com Tia Joana nos caminhos do hospital e cheguei até o quarto onde Vovó estava. Perdi-me até encontrá-la, porém a alteração de rota não foi nociva, já que todo o andar era área livre de Covid-19.

Aquela era uma nova experiência para mim, então devo admitir que estava animada. Havia preparado pão de cebola e levado água de coco para minha avó, que aceitou apenas o líquido. Como se tratava de uma cirurgia no intestino, sua alimentação era regrada e especial, e ela não poderia comer meu assado. Dar cabo aos pães de cebola que eu mesma havia feito (essa é minha especialidade culinária, e a receita é de Vó Rosa) não seria um empecilho. Dona Rosa havia feito amizade com todas as mulheres que dividiam quarto com ela, e eu poderia então dividir meus quitutes. Eram quatro damas. Uma das moças tinha a mesma idade que eu e havia passado por uma cirurgia para implantar um DIU, método contraceptivo intrauterino. O procedimento é tranquilo e não requer internação, mas seu caso precisava ser analisado proximamente pelos motivos que levaram Dayla, a garota, ao hospital. Essa moça era muito conversadora e fez amizade com Dona Rosa; as duas se afinaram tanto que Dayla começou a chamar minha avó de Vó. Fiquei com ciúmes.

Todas as mulheres do quarto se engajaram em uma conversa que se seguiu até a hora em que todas acreditavam ser a de dormir. As luzes foram apagadas e fiquei sentada ao lado do leito de minha avó. Fiquei conversando baixinho com ela, como sempre fazemos quando dormimos juntas. Disse-lhe que poderia me acordar a qualquer momento, e que a prioridade era sua recuperação.

No meio da madrugada, por volta das três horas da manhã, começo a sentir dores abdominais. Não sei como, mas consegui dormir na poltrona de acompanhante do hospital. O súbito despertar diante de um desconforto fez com que fosse verificar como Vovó estava.

— Letícia, tá acordada? — ela me perguntou.
— Tô sim, Vó — respondi. — O que foi?
— Tô com febre.

Coloquei a mão em sua testa e averiguei: Vovó parecia estar em um estado febril. Meu ato de confirmação era um insulto perante uma mulher com experiência na área sanitária. Levantei e saí procurando por algum enfermeiro que pudesse me ajudar.

Minhas dores abdominais aumentavam durante as aventuras noturnas nos corredores da Santa Casa de Misericórdia. Precisava encontrar alguém para cuidar de minha avó o quanto antes: sua febre precisava ser dissipada e eu necessitava de um banheiro o quanto antes. Encontrei um enfermeiro bebendo água e não o deixei terminar de engoli-la. Apressei-me e contei de uma só vez que minha avó precisava de algum remédio para abaixar a febre. Ele me seguiu com prontidão até o quarto de Vovó, mas nossos caminhos se separaram quando entramos no cômodo. Virei imediatamente à esquerda, para onde ficava o banheiro, enquanto ele seguia reto para o leito indicado. Dona Rosa me viu com o passo apressado sem entender o que eu estava fazendo.

Quando saí do banheiro, contei à minha avó do meu "aperto" e ela riu. Ela ri até hoje ao lembrar que eu passei mal junto dela no dia — e na mesma hora — em que dormimos juntas no hospital. Meu desconforto passou, assim como o de Vovó, e voltamos a dormir, seguindo em um sono contínuo até a manhã seguinte.

Em razão de suas vivências oncológicas, a experiência do autoexame, fundamental para o diagnóstico do câncer de mama, passou a ser adotada por Vó Rosa a partir do momento em que as cicatrizes de sua mastectomia estavam saradas. Mesmo sem uma das mamas, é necessário averiguar como anda o terreno.

E não é que em um dia, deitada em sua cama, percebeu que ali havia um brotinho da tiririca? Sete anos depois de cirurgias, quimioterapias intravenosa e oral, o câncer de mama de Vó Rosa dava as caras novamente. Ela conta que estava apalpando a área onde o seio encontra com as axilas quando percebeu um "grãozinho de arroz". Comentou a descoberta com minhas tias, que inicialmente não se preocuparam tanto. Como seus exames são constantes (mais do que os exames de um idoso sem doenças crônicas ou com o histórico médico de minha avó), logo averiguou do que aquele pontinho se tratava. Não deu outra: era câncer. Ele havia reaparecido no lado em que sua mama havia sido retirada por completo. Por causa disso, a cirurgia foi muito invasiva, de modo que Vovó ficou com um pedaço das axilas "para dentro". A mobilidade de seu braço diminuiu ainda mais, o que a atrapalha em algumas tarefas diárias.

Contudo, Vovó se adapta à vida com o que tem de melhor: seu coração. Sem se aborrecer demais, oferece o que tem de melhor ao mundo e, mesmo com uma história calejada, prossegue em uma jornada de muita paciência e afabilidade. Hoje minha avó pesa sessenta e quatro quilos, tem os cabelos grisalhos e as bochechas coradas. Seu legado é imenso e ultrapassa as palavras deste livro ou de qualquer outro que eu tentasse escrever. Ainda assim, produzir este trabalho traz alegria e paz ao meu coração.

Cada lembrança, sejam minhas ou de Vovó, tornam-me una à minha família, sensação cuja amplitude descobri ao longo de minha escrita. Resgatar a história e o legado de meus familiares que não cheguei a conhecer me permitiu uma aproximação inédita com suas vidas e adicionou mais pontos às ideias que deles tenho. O cuidado está no meu sangue e na minha convivência, e por isso meu coração explode de contentamento em tentar colocar carinho também nestas palavras.